望舌识病

图谱

编著 费兆馥 顾亦棣
（上海中医药大学）

第2版

人民卫生出版社

图书在版编目（CIP）数据

望舌识病图谱/费兆馥等编著. —2版. —北京：人民卫生出版社，2006.5

ISBN 978-7-117-07505-3

Ⅰ. 望… Ⅱ. 费… Ⅲ. 舌诊-图谱

Ⅳ. R241.25-64

中国版本图书馆CIP数据核字（2006）第024776号

望 舌 识 病 图 谱

（第2版）

编　　著：费兆馥　顾亦棣
出版发行：人民卫生出版社（中继线 010-59780011）
地　　址：北京市朝阳区潘家园南里19号
邮　　编：100021
E - mail：pmph @ pmph.com
购书热线：010-59787592　010-59787584　010-65264830
印　　刷：中农印务有限公司
经　　销：新华书店
开　　本：710×1000　1/16　**印张：**10
字　　数：153千字
版　　次：2002年3月第1版　2025年4月第2版第27次印刷
标准书号：ISBN 978-7-117-07505-3/R・7506
定　　价：38.00元

内容提要

舌象是人体内脏的一面镜子，观察舌象可以了解机体的健康状况，判断疾病的轻重属性。望舌，是中医临床诊察疾病必不可少的、最具中医特色的一种诊断方法，是辨证治疗的重要依据。

本书系以上海中医药大学费兆馥教授等作者长期临床实践积累的典型舌象资料为素材，并精选常见病证的代表舌象照片编集而成。每种舌象包括与图片对应的舌象具体特征及病理意义、辨证治疗、生活指导等几方面的文字内容。此次修订又增加了疾病过程中的舌象变化及舌诊与其症状综合分析图片及文字说明。

全书内容丰富、简明、实用，可读性强，所选舌象图片色泽、形象真实精美，对广大中医初学者及临床初级人员有较高参考价值。对一般非专业读者，通过学习可以经常借助本书观察比较自身的舌象，以了解自己的健康状况，并参照书中相关的“生活指导”进行自我保健，或及时接受医生的治疗，对维护身体健康，提高生活质量均有帮助。

再版说明

《望舌识病图谱》出版4年以来，已印刷7次，深受广大读者的喜爱。我们不断地接受国内外读者的询访，并给予认真的服务。他们大多是为了尽快地摆脱缠身已久的疾苦，到处求医，寻找有效的诊疗方法。尤其是很多处于亚健康状态的朋友，虽经各种检测，仍得不到明确诊断。经多方治疗，又难以消除疲惫痛楚，恢复健康与活力，希望从中医舌诊中得到启示，并学会通过观察舌象，了解机体功能状况，寻找相应的调治方法。我们深知广大读者的期待和需求，为此，受人民卫生出版社委托，在原有基础上增补“疾病过程中的舌象变化”和“舌诊与其他症状综合分析”二章，并增加典型舌象三十余幅，以飨读者。敬请广大医界同道和读者指正，在此深表感谢。

在再版修订过程中，部分舌象资料由上海中医药大学研究生刘晓谷等提供，在此一并致谢。

作　　者

2006年3月

前　言

舌象是人体内脏的一面镜子，观察舌象可以了解机体的健康状况，判断疾病的轻重属性，古代有“舌镜”之称。望舌是中医临证诊察疾病必不可少的一种诊断方法，称为舌诊。几千年来的医疗实践证明，望舌是中医学中最具特色的诊断方法之一。亦是临床辨证论治的重要依据。

本书是以笔者长期临床诊疗实践中积累的典型舌象资料为素材，又精选常见病证的代表舌象图片编集而成，结合医疗经验，运用中医基础理论加以阐述。全书内容丰富而精要，第一章概述中医舌诊的基础理论、临床意义和运用方法。第二章介绍常见的典型舌象，共50幅。每篇撰文均先描述该舌象的主要特征，及其病理、生理意义，紧扣临床主症，列举治则治法和代表性方药，最后对防病治病提出生活指导性意见。三方面的内容，简明易懂，深入浅出，可供广大医务工作者临床诊疗时参考。对一般读者而言，如能悉心研读，学以致用，经常以此为借鉴，观察比较自身的舌象，可以了解自己的健康状况，及时进行自我保健或接受医生的治疗，对维护身体健康是很有裨益的。常言道:“一日照三照，有病早知道”，就有这个意思。

笔者曾于1996年在日本东京ミクス株式会社出版的《舌诊カラーガイド》一书，深受日本汉方医、药剂师、营养师等广大读者的厚爱，并被推荐为家庭保健手册。现在此书基础上再加以充实、完善，奉献给广大读者，真诚希望诸位读者为了健康，边学边用，助人利己，达到自病自得知，有病早诊疗的目的。我们将为能帮助您保持身体健康，提高生活质量而感到欣慰。

编　　者
2001年12月于上海中医药大学

目　录

第一章

舌诊概说

一、概述

中医看病，首先要全面了解病人的临床症状，如面色、神态、舌象、脉象等方面的情况，并将各种病情资料进行综合分析，作出辨证结论。然后针对不同病证，决定相应的治疗原则，选择适当药物进行治疗，这样的诊疗过程，可以概括地称为“辨证论治”。为了正确地掌握病情，中医运用望、闻、问、切四种方法，相互结合，相互参照。望诊是观察患者的全身和局部情况；闻诊是听患者的声音、嗅病体散发的气浊；问诊是询问患者的自觉症状、发病经过、家族健康状况、生活和工作环境等其他与疾病有关的情况；切诊是用触、摸、按、压等手法，诊察病变部位或了解脉象特征。在以上四种诊法中，特别具有中医诊法特点的是望舌和切脉两种诊法。正如《黄帝内经》中述：“能合色脉，可以万全”。在望诊中，望舌在诊断中具有重要意义。

舌是人体的一个运动器官，不仅饮食和说话不可缺少它，亦是机体惟一的味觉器官。在中国传统医学中，认为舌是反映内脏功能的一面镜子，舌通过经络与内脏和其他组织密切联系，全身气血、津液、脏腑功能的信息均及时传递到舌，出现多种舌象变化。

二、舌的构成和舌象

如图1，舌由横纹肌组成。舌体背部（上面）的表面覆盖着一层好像天鹅绒似的黏膜，无数细小的突起称为“乳头”，舌的前部有大量细长而乳白色的突起，称为“丝状乳头”；形如蘑菇状，内含毛细血管的突起，称为“蕈状乳头”。舌根与舌体分界处，尚有呈人字形排列的十多个较大的轮廓乳头。舌乳头下有大量的味蕾，有味觉功能。丝状乳头在延伸交织的基础上，沉积了一些老化的脱落上皮细胞、口腔黏液、食物残渣、代谢产物、细菌等形成的苔状物，称为舌苔。蕈状乳头内的微小血管呈现微循环的血流颜色，是反映舌体颜色的主要部位（参见图2蕈状乳头与丝状乳头）。将舌翘起，可见舌的腹部（舌下），中间是联系舌体和舌根的舌系带，舌系带两侧各有1～2条静脉，称舌下络脉。舌的运动由脑神经支配，可作随意动作。

舌象是指舌的各种征象。包括舌体的颜色、质地、形状、动态；舌苔的形质、颜色；舌体运动和味觉等。如舌色主要反映血

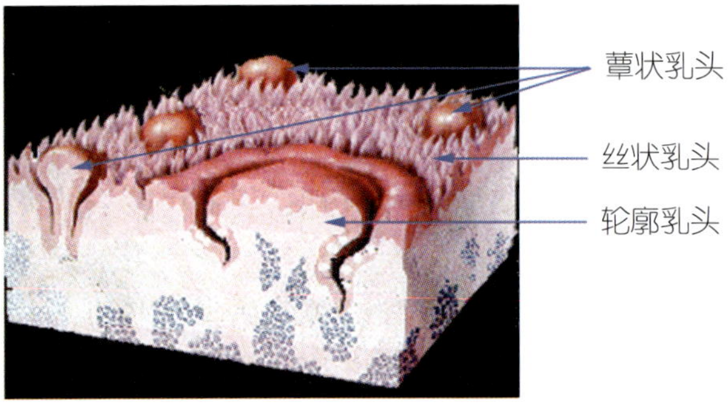

图1　舌黏膜组织切面图

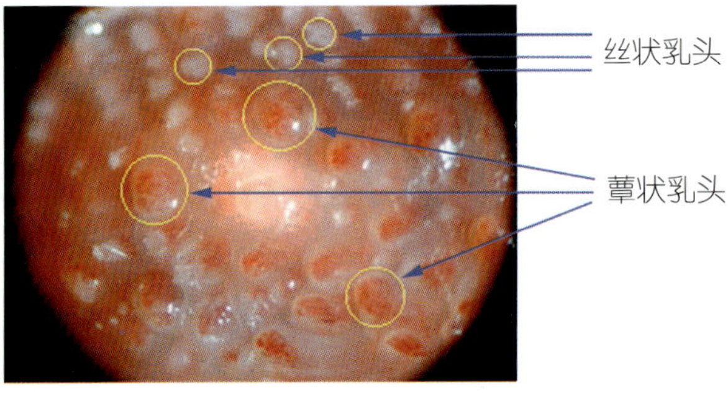

图2　蕈状乳头与丝状乳头

液成分和循环功能状况；舌体的形状大小，主要与机体的营养状况和水液代谢有关；舌的味觉和动作受神经系统功能的影响；舌苔的厚薄与人体消化吸收功能、体质的强弱，以及与感受病邪的轻重有关。病情进退能及时反映在苔质变化上，而苔色能提示疾病的性质。临床上常可以看到热性病病人（炎症或代谢亢进）的舌苔多色黄；寒性病者（受寒、功能低下）舌苔多白色；中风患者的舌体运动不便、语言謇涩；血液循环障碍或患有心血管、肝、肺的某些病变时，舌下络脉变粗、曲张。因此，观察舌下络脉对诊断心血管等脏腑的疾病、血液黏稠度、静脉压力、肺功能状况等，均有一定的参考价值。

三、舌与经络、脏腑的联系

经络包括经脉和络脉两部分，经脉是经络系统的主干，全身共有十四条，是气血出入脏腑，周流全身的主要通道。络脉是经脉的分支，密布全身。经络的作用是运行气血，使机体的内脏、官窍、组织得到温煦滋养，并使各部组织的功能保持密切联系和协调。人体的脏腑、器官、四肢、皮毛、肌肉、骨骼等组织通过经络联成一个有机的整体。当内脏、气血发生病变，各种病理信息也会通过经络反映到舌和其他体表组织上来。

（一）舌与经络

舌与经络的联系见图 3，即：足太阴脾经连络舌的根部，分散于舌下；足少阴肾经挟舌根；足太阳膀胱经的经别（经络的分支）连舌的本体；足阳明胃经的经别贯舌中；手少阴心经的别络（小分支）连舌的本体；手太阳小肠经和手少阳三焦经的经筋（分支末梢）多与舌体相连结。此外，舌系带根部的舌下肉阜上，有两个经外奇穴，右侧称金津，左侧称为玉液。这两个穴位与津液（这里指唾液）分泌有关，使舌和口腔保持滋润和清洁。正因为舌体通过经络与体内脏腑和体表组织保持密切的联系，当病邪

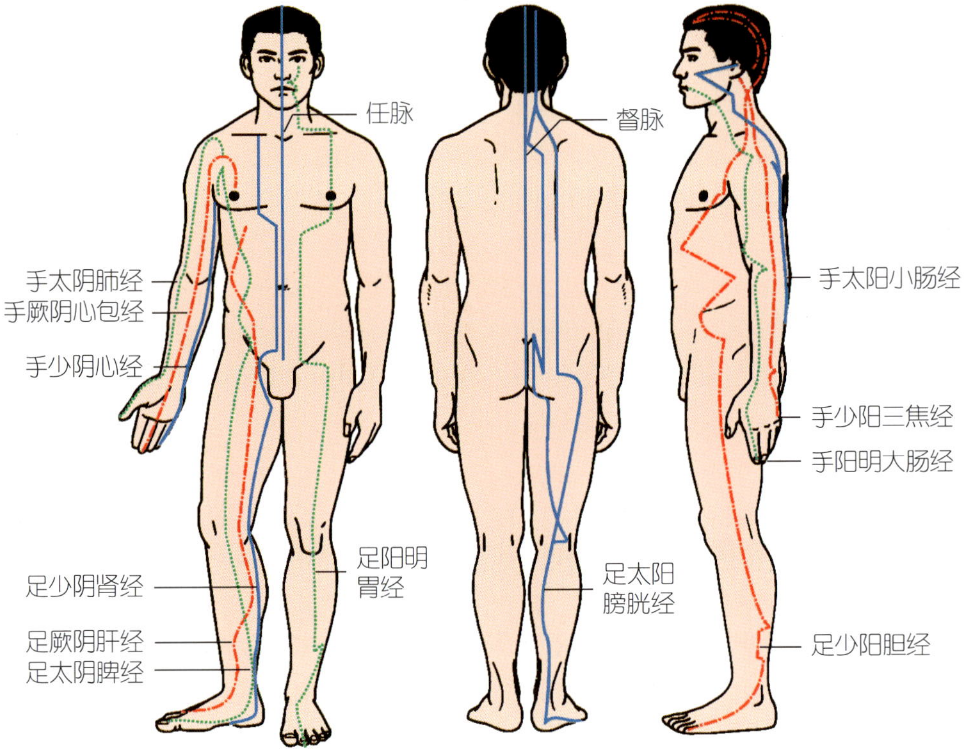

图 3　舌与经络联系图

（体内外的致病因素）侵犯人体，使生理功能异常时，各种病理信号就不断地传递到舌体，在舌上出现各种变化。例如《黄帝内经素问·热论》记载："伤寒……五日，少阴受之，少阴脉贯肾络于肺，系舌本，故口燥舌干而渴"。意思是说，少阴经脉是贯通肾与肺两脏，因此，感受风寒引起了呼吸道为主的各种病症，数日不愈可影响到肺肾，伤津劫液，所以出现口渴、舌干燥的症状。由此可见，观察舌象可以了解人体内部的病情变化。

（二）舌与脏腑

内脏功能和病变反映在舌面上的一般分布规律是：舌尖相应

于心、肺；舌中相应于脾、胃；舌边相应于肝、胆；舌根相应于肾和人体下腹部其他脏腑组织（中医统称为下焦）。此外，舌下络脉在循环功能障碍时，变化非常明显。可见，脏腑、气血的异常都会反映在舌象上，而舌与内脏的关系中，最为重要的还是舌与心和脾胃。见图 4。

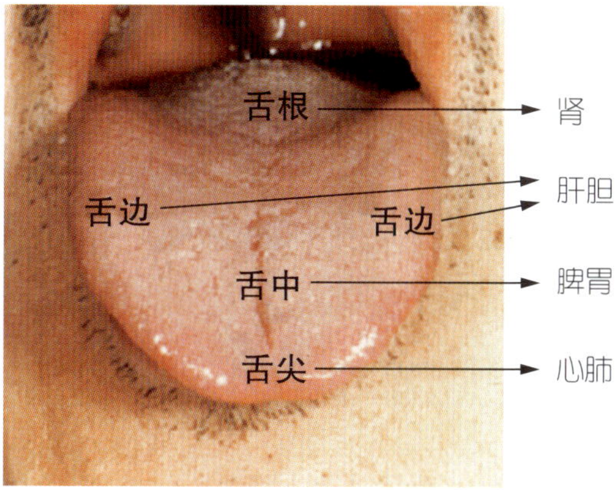

图 4　内脏功能在舌上分布图

1. 舌与心

中医学中的“心”有二层意思：一是指心脏有推动和维持血液循环的功能，称为“心主血脉”，另一方面体现在心有主宰人的精神情志活动的功能，称为“心主神明”，需要特别说明的是，中医把大脑的这一部分功能归于“心”。心脏的阳气充沛，心泵鼓动有力，则血液循环通畅条达。心脏阴血充盛，则心血管系统乃至全身脏腑器官营养充分。所以，反映在舌象上，舌体荣润、鲜活，呈淡红色。如果气血不足，或阴阳失调，血液循环失常，血液供应不足，就可以见到舌体枯萎、晦暗无泽，舌色暗红、淡白、或青紫。“心主神明”的功能异常，就可以出现心悸、烦躁、心神不宁或意识障碍等病症，此时舌象多见舌尖红、生刺、舌疮，或舌体短缩、僵硬，以及舌的活动异常。总之，舌象可以灵敏地反映心脏的功能状况，所以称“舌为心之苗”。见图 5。

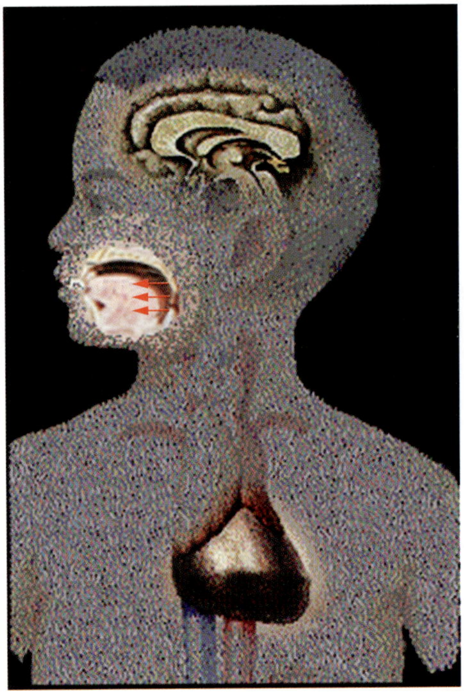

图 5　舌与心脑的联系图

2. 舌与脾胃

舌象能直接反映脾胃的消化功能和机体的营养代谢状况。所以，中医有“舌为脾胃之外候”的说法。胃是受纳水谷的脏器，脾能消化吸收营养、化生气血，并将营养输送到全身，成为生命活动能量的源泉。如果食欲不佳，或能食而不能消化，营养吸收差，多可导致营养代谢失调，引起肌肉消瘦或浮肿，身体疲惫。这时舌象主要表现为舌体瘦薄或胖淡，舌色淡白。当饮食过剩，运化不及，营养代谢的产物堆积滞留在体内时，会产生各种代谢障碍性疾病，中医多归属于痰湿壅阻证。反映在舌象上，出现舌体胖大，舌苔厚腻等变化。可以说，消化功能和营养代谢的状况，均可以从舌象上觉察到。见图 6。

图 6　舌与脾胃的联系图

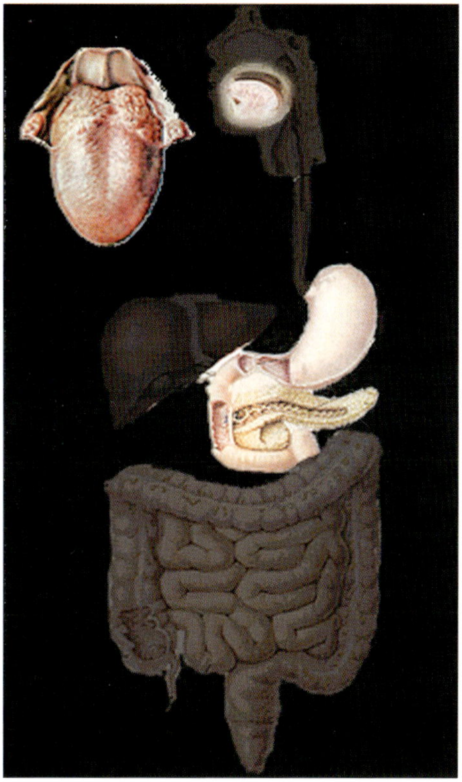

四、舌象与病证的联系

除上述舌象与心、脾胃有密切联系外，通过经络联系，全身性的病变亦能反映在舌象上。如出血引起贫血时，舌色淡白而舌体萎软；阴液不足，血液浓缩时，舌色红而舌体干燥；发热或内脏功能亢进时，血液循环加快，组织充血，可导致舌体增厚、舌色鲜红、舌苔黄厚。在血液循环不良、缺氧等情况下，可见舌色紫暗等等。所以，从舌体的色泽形态变化，大致可以推测机体的气血和脏腑功能情况。

舌苔的形质变化，首先与机体的营养代谢有关，亦反映了病情的轻重程度。当全身营养不良时，舌苔生长受阻，舌黏膜乳头成片萎缩、脱落，舌面上可出现局部或全部无苔的现象，称为剥苔或镜面舌。反之，营养过剩，糖、蛋白质、脂肪等高热量食品进食过多，影响内脏功能时，舌苔会异常增厚变腻。腻苔是体内代谢异常，产生痰、湿等致病因素并滞留于体内的标志，常伴有胸闷、食欲减退、头目昏沉、肢体困重、大便黏腻不爽、或咳嗽痰多等症状。舌苔的颜色变化亦很灵敏，当病变化热时（如急性炎症），苔色由白转黄，这是由于某些产色微生物的生长繁殖（如金黄色葡萄球菌感染）所致。当消化液反流，代谢产物变性析出，沉积于舌面，亦可使苔色变黄。霉菌感染时，舌苔会出现白色糜点，甚则呈白腐状，或苔色变成灰黑、酱黄等垢浊的特征。所以苔色变化亦是很有特异性的。总之，病情变化亦可在舌苔形质及颜色的变化上加以了解。此外，观察舌苔的动态变化，对判断疾病趋势有重要意义。如舌苔由薄净变厚浊、苔色由白变黄、由淡变深，显示邪毒入里，疾病性质由寒转热、病情日趋加重。如舌苔由厚逐渐化薄，苔色淡化，此为病邪已被控制，体力开始恢复，是病情向好的方向转变的佳兆。然而，久病不愈，病情深重者，厚浊的舌苔会突然剥落，露出光滑的舌面，则并非是吉象，提示机体抵抗力衰败，是病情危重的征兆，医者切勿掉以轻心，必须严密观察病人，及时采取扶正祛邪的治疗措施，使之转危为安。

综上所述，舌象变化是中医临床判断疾病性质、推断病情进退、预测疾病预后的有力佐证。结合望、闻、问、切四诊方法，全面收集病情资料，对明确诊断，提高“辨证论治”水平具有重要意义。

五、舌诊要点

舌象是紧随人体的生理、病理状况而变化着的。经常观察舌象变化，可以及时了解机体内部的情况，对维护健康很有帮助，即“动态观察”是很重要的。如晚餐饱食、或临睡前进食的人，往往次日早晨口中浊腻，舌上布着一层薄腻苔。一般健康者经过漱口或进食早餐后，舌苔自行消退或化薄。如果经常暴饮暴食、嗜食酒肉厚味、或大便秘结，往往腻苔常存，难以消除。或见舌中、舌根部厚腻苔日久不化。看到这样的舌象，说明体内有营养过剩或消化不良的异常变化，应该及时加以纠正，使内脏功能早日恢复正常。如果熟视无睹，听任体内异常状况长期存在，超越机体自身调节和恢复的能力，就会发生疾病，出现明显的症状。至此，必须借助药物或其他方法进行治疗。

舌诊对医务工作者来说，是“辨证论治”（识病处方）的重要依据，必须认真细致地观察舌象的变化，结合其他临床症状进行综合分析，才能明确诊断，对症用药，达到药到病除的目的，否则将会造成诊疗失误。作者曾经历过这样一个案例：在某医院会诊一位白血病高热不退的病人，并伴有烦躁、汗多症状，医院已用尽常规治疗，热势难以控制，要求中医会诊。当时患者舌色红、苔白而干，脉象洪数，此是热盛、津气二伤的表现。故采用人参白虎汤为主，给予大量益气清热生津药治疗，不出 1 周，体温恢复正常，精神好转，食欲亦振。主管医生见此方有效，未再察舌辨证，将原方连续服用一月有余。结果病人反觉体力日衰，动辄汗出，饮食少思，药效不显。于是要求再次会诊。再诊时，只见病人面色苍白，舌淡少苔，短气懒言，津津汗出，脉象虚数，显然阳气衰微，非温阳益气不治。急投参附龙牡合温补气血之品而挽回。由此可见，不注意观察病情和舌象的动态变化而随证施治，一方到底，会带来很大的弊端。舌诊是非常重要的辨证依据，医生不论对初诊或者复诊病人，每次处方前必须详察病情，而舌象的变化亦是不可忽视的。所以，目前正在进行的远程诊疗工作，由于舌诊的视频信号尚未达到高保真的水平，我们可以让远方的医生或病人借助《望舌识病图谱》一书，告知目前的舌象近似于“某号舌象图”，帮助我们了解病人的舌象特征，以便对症用药。我们的实践证明，这是一种行之有效的方法。

舌诊的主要内容，可以归纳为两个方面：一是舌体的颜色、形质与动态；二是舌苔的形质与颜色。观察舌象的程序不需呆板地规定，通常是从显见的异常特征着手，并全面观察，突出重点，紧密结合全身症状进行综合分析。一般而言，当舌象与其他临床症状相一致时，说明病情比较单纯；舌象特征与病情不一致时，说明病证较为复杂，必须认真考虑疾病的夹杂与主次。

(一) 望舌体

舌体厚大，伸舌满口，一般是由舌肌或黏膜肿胀引起，如舌色红而肿胀的，多因全身或者舌的局部炎症充血水肿所致，称为胖大舌或红肿舌，舌上披盖着黄苔或白而干的苔，中医辨证归属于实证、热证。舌体胖大而舌色淡白，舌边有齿痕，舌苔薄白而湿润，称为淡胖舌，中医辨证多属脾肾阳虚证。

舌体瘦小而色红者，称为瘦红舌，主要由津液（水分）不足或阴虚内热所致。

舌体歪斜，伸舌颤动，舌短缩伸不出口，或舌伸舐不停，不能自控（弄舌），均与神经系统功能异常有关。中医认为与肝失濡养，肝风内动有关。血液浓缩，舌肌和舌黏膜失于濡养而萎缩，舌苔少或剥落，中医辨证多属阴虚证。舌体瘦薄，舌色淡白者，称为瘦淡舌，多由贫血和全身营养不良，舌肌萎缩所致，中医辨证属气血两虚证。

舌质坚敛苍老，舌面粗糙，舌苔干裂或厚腻称为老舌。多出现在邪毒较甚，而机体抗病力强，邪正激烈抗争的阶段，中医辨证属实证。舌质细腻，浮胖娇嫩，称为嫩舌。多见于脏腑功能减退，营养不良（气血不足）者，舌黏膜组织失于滋养，舌体轻度水肿，中医辨证属虚证。

舌体有裂纹，主要由于营养不良，或舌黏膜过分干燥，部分舌黏膜萎缩或黏膜组织断裂而成。舌色红而有裂纹的多为阴液不足，舌黏膜营养不良所致，称为裂纹红舌，中医辨证属热盛伤津或气阴两虚。舌色淡而有裂纹，多由营血虚少，称为裂纹淡舌，中医辨证属气血虚证。

舌下络脉（舌静脉）过长、过粗、曲张，或呈结节状、网状，多由循环功能障碍，静脉瘀血引起，中医认为这是瘀血的征象。

（二）望舌苔

舌苔主要反映病邪的轻重和病性寒热虚实等。正常人的舌苔为薄白苔，舌苔增厚提示病邪入侵或胃中不和。舌苔厚而色白者多属受寒，舌苔厚而色黄多见于热性病。苔色灰黑一般提示邪毒盛、病程长、病情复杂不易迅速痊愈。

舌苔腻多由痰湿、饮食积滞引起，一般为白腻苔。如痰湿郁久化热，或感受湿热之邪，多出现黄腻苔。

舌苔剥落多见于体虚营养不良者。舌淡苔剥者多为气血两虚；舌红苔剥者多为阴虚或气阴两虚。

我们将舌诊要点以表简明扼要地列出，便于读者根据舌象的变化，了解相对应的生理功能及病理变化。见表1。

表1　舌诊要点

	舌象变化		生理功能及病理变化
舌体的形质	大	红肿	炎症充血
		淡胖大	水毒（痰　饮）
	小	瘦红	阴虚火旺或气阴两虚
		瘦淡	气血虚
	老		实证
	嫩		虚证
	裂纹		营养不良或津液不足
	齿痕		气虚、水毒
	舌歪斜		经络功能障碍
	干燥		阴虚或津液不足
	滑润		痰，湿
舌下络脉	舌下络脉（长，粗，网状，深紫、黑色）		瘀血
苔质与苔色	薄苔		正常
	厚苔		胃气不虚，邪气较盛的实证
	腻苔		痰湿证或消化不良
	剥苔		胃气虚弱或胃阴不足
	白		寒证
	黄		热证

续 表

	舌 象 变 化	生理功能及病理变化
	灰，黑	邪毒久郁或寒证、热证较重
舌体的颜色	淡红	正常
	红或绛	实热或阴虚火旺
	淡白	寒，气血不足
	青紫	瘀血

（三）望舌的注意点

1. 望舌时尽量采用自然光线，但要注意避免阳光直射，减少有色光源或周围有色物品对舌色的影响。

2. 张口伸舌的姿势要自然、放松，舌尖略向下垂，使舌体全部暴露。观察舌下络脉时，舌尖向上顶住上颚，尽量张口。

3. 望舌一般于食后间隔时间 10 分钟以上，并用清水漱口后观察比较真实，以减少饮食刺激或有色食物残留造成的假象。

4. 染苔常因进食有色食品或药物引起。当发现异常苔色与病情不符时，必须详细询问饮食和药品的使用情况，并注意结合患者的全身情况进行综合分析。

5. 望舌必须与其他诊法相结合，才能作出正确的诊断。

第二章

典型舌象介绍

一、正常舌象

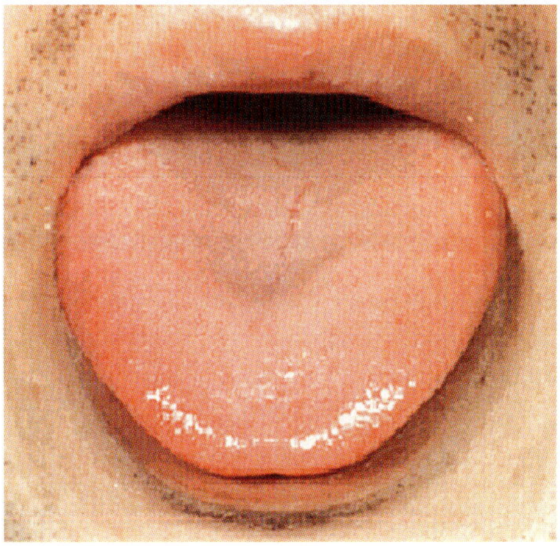

图 7-1　正常成人舌象

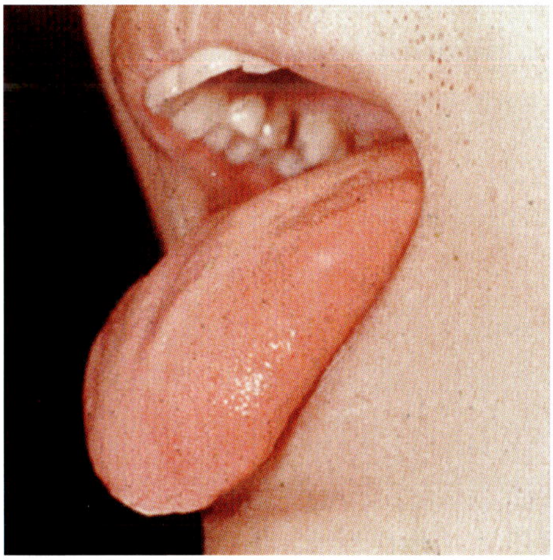

图 7-2　正常成人舌象（侧面）

提要： *正常人舌象的主要特点是“淡红舌、薄白苔”，舌面滋润、舌体柔软而灵动，味觉正常。显示体内脏腑功能健旺，气血、津液等营养物质充盈，各系统功能处于非常协调的生理状态。*

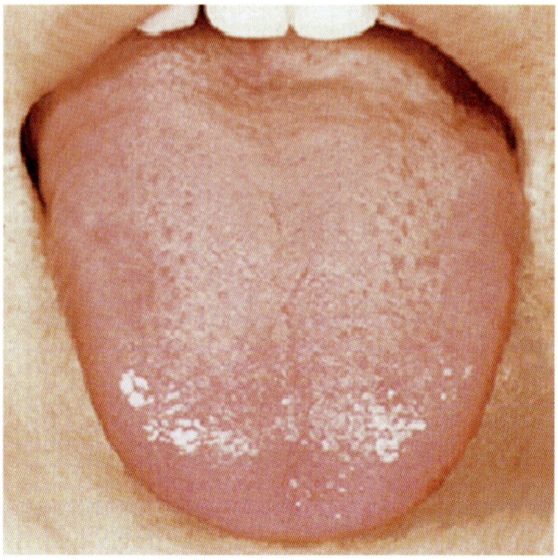

图 7-3　正常儿童舌象

舌象所见和生理意义

舌色淡红而鲜明，舌苔薄白，舌体扁平、大小适中，柔软而活动自如。舌面滋润，味觉正常。舌面中心可见一条纵向裂纹，称为“舌正中沟”，舌根部的舌苔稍为增厚。以上均属正常现象。(见图 7-1)

淡红舌、薄白苔，是正常舌象的主要特征。反映脏腑功能正常，气血、津液充盈，消化、代谢、循环等方面的功能均处于协调平衡状态。

舌色主要是通过舌黏膜的蕈状乳头，呈现的舌微循环的血液颜色。淡红鲜活荣润的舌色，反映机体血液循环正常，亦无其他各种因素的影响。

舌苔是由舌黏膜上皮突起形成的丝状乳头以及各种代谢产物、食物残渣、黏液、脱落细胞等组成。该舌象属于薄白苔，透过舌苔可以清楚地看到舌质呈淡红色，表明机体生理功能正常，亦无病邪侵袭。

正常舌象的舌体周边光洁无齿痕，提示舌黏膜无水肿。(见图

7-2）

此外，舌象还受年龄及饮食习惯或季节变化的影响。如老年人的舌质比较老，舌色较紫暗，儿童的舌质比较嫩（见图 7-3），嗜烟者舌苔常黄而干，暑湿季节正常人也可见舌苔薄腻，这与气候影响有关。又如妇女月经期舌尖边比较红，均属生理变化的范围，不需作任何治疗。

生活指导

中医学“天人合一”的学说认为：人是一小天地，人体必须在适应外界自然环境变化和保持内环境平衡的基础上，才能健康生存。因此，首先要科学地安排作息时间，注意劳逸结合。充分睡眠和适当活动，才能及时消除疲劳和保持充沛精力。过分疲劳后舌苔干燥、味觉减退。睡眠不足会引起舌尖红起刺、口中干苦等。舌诊可以及时提醒你需要注意体内的变化，以预防疾病发生。适当运动亦是维持身体健康的一项重要措施。长期不运动、少劳动的人，体胖气虚，中医称之谓“肥人少气、多痰”，舌体胖嫩即为这种体质的征象之一。

舌象变化亦可以提醒你要注意饮食。例如清晨醒来，口中干苦浊腻，舌苔黏腻，漱洗或用餐后可以自行化薄消退的，提示前夜进餐过于丰富，胃肠消化欠佳。需要减少晚餐进食量或晚餐时间不宜过晚。节制饮食，菜肴清淡，可以改善胃肠消化功能。如腻苔持续不退，口淡乏味、食欲减退，可经常饮用焦大麦茶或山楂茶，也可服用中成药保和丸或平胃散，具有消导和中，化湿健胃等功效。若能坚持清晨空腹饮服 1～2 杯温开水，亦可清洁肠胃，疏通大便，对改善消化功能是很有帮助的。常服保健品昂立一号亦可以清洁肠道、调整胃肠功能。夏季暑湿交蒸季节，如过多进食冷饮、瓜果，或久居空调房间，均容易引起脾胃受寒而影响消化功能，出现白厚苔或腻苔，可经常吃些生姜，温中祛寒。此外，萝卜稍有辛辣之味，能温中化痰、消导利水，不论生熟，都是冬令的美肴。俗言“冬吃萝卜夏吃姜”是有道理的。糖醋大蒜亦是防止肠道感染的佳品。南方地区湿热较重，多见舌质偏红或舌苔带黄，经常用苦瓜作菜肴，有清热解毒作用，是一种很好的食疗食品。总之，无论水果、蔬菜，或保健品均应与时令、地域、个人的体质相适应才是最好的。即所谓“因时制宜、因地制宜、因人制宜”。当令新鲜的果蔬、水产品为天地精华的结晶，是自然界赋予人类的最大恩赐，我们一定要珍惜受用。

二、异常舌象

（一）以舌体形态特征分类

1.1 老舌

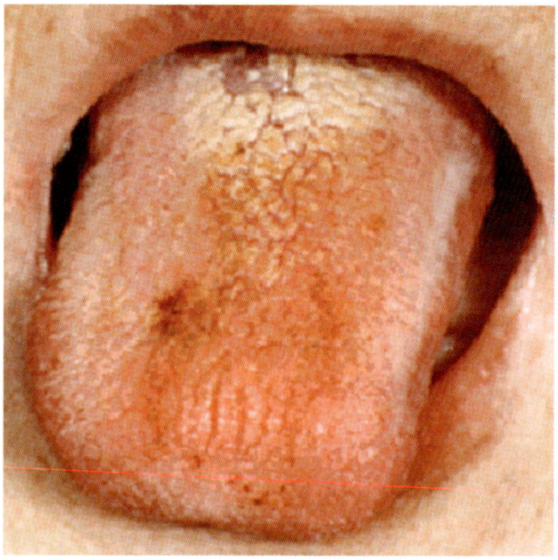

图 8 老舌

提要： *舌体厚实，舌黏膜纹理粗糙，多见干裂皱折，好像老年人的皮肤坚敛苍老，称为老舌。提示机体的体质尚佳，感受病邪较重，邪正双方剧烈斗争的病理状态，多属实证。*

舌象所见和病理意义

图 8 所示：舌体稍增厚，黏膜纹理粗糙，舌色干红如风干柿子，无津液，舌苔干燥，舌中根部苔厚有裂纹，舌苔呈黄色。

老舌大多出现在突然发病，热势较甚的病证。即病邪侵袭人体，机体抵抗力较强，机体的免疫系统、循环系统、以及代谢功能应激调动起来，与病邪进行激烈的抗争。因此，可同时出现发热、汗出、白细胞增高、体液损耗的全身症状。在舌象上，出现舌黏膜组织增生，舌乳头角化增加，代谢产物大量产生，脱落细胞、细菌、白细胞等多种污物堆积，形成了干燥厚实的黄色舌苔。由于舌面上产色微生物种类不同，可使舌苔发黄，灰浊，甚至黑色。由此可见，老舌反映了机体的体质和感受的病邪两方面均较强盛的病理状态。但亦可见于嗜烟者，就不一定是病理现象。

辨证和治疗

老舌常见于邪正双方相持阶段，即病邪的气势很凶，但机体的抵抗力亦不减退。在此阶段，不论病情轻重或病程长短，为了保存实力，尽快祛除病邪是非常重要的。临床上常见的急性传染病和感染性病证，如大叶性肺炎、急性传染性肝炎、胆囊炎、急性胃肠炎、肠梗阻等疾病，其共同的全身症状是发热、口干、疼痛、腹泻或便秘等。舌质老而舌苔厚、苔色黄者，提示热毒内盛，可用黄连解毒汤为基础清热解毒。肺部感染时合千金苇茎汤加味；肠梗阻者加用承气汤；肝与胆道感染者参用大柴胡汤，使热毒从肠道排出体外。如果老舌而舌面上覆盖白厚苔，提示体内为痰湿、食滞壅阻，阴寒之邪内盛，引起内脏功能异常，临床症状无明显热象，而常见胀满、痞闷和疼痛等症状。可采用五积散为基础，加上化痰、除湿、消食等方药，如化痰用二陈汤，除湿用平胃散，消食用保和丸等，均可有效地祛除病邪，使内脏功能恢复正常。

生活指导

体壮邪实的病人，首先要保持大小便的通畅，使体内邪毒及废物尽快从二便排出。多饮水分是清除体内垃圾、恢复内环境平衡，帮助内脏功能恢复正常的有效方法。甜腻厚味的食品，会助湿化热，增加内脏的负担，所以饮食以清淡为宜。如饮用茶水比高能量的饮料为好。维生素有增加机体免疫功能及修复组织损伤，促进新陈代谢的作用，可以补充多种维生素，如金施尔康、善存片等。昂立多邦既可清除体内垃圾又可补充多种维生素，所以，不论防病和治疗，均可采用。新鲜的蔬菜和水果含有多种维生素和其他人体必需的营养，亦是很好的天然食疗。食品宜忌可参考卷末附录一之（6）实热类、（7）湿热、痰热类、（10）食积类。已出现老舌的吸烟者，应减少吸烟量。否则可能随时诱发呼吸道疾病，并使胃黏膜慢性炎症加重。

1.2 嫩舌

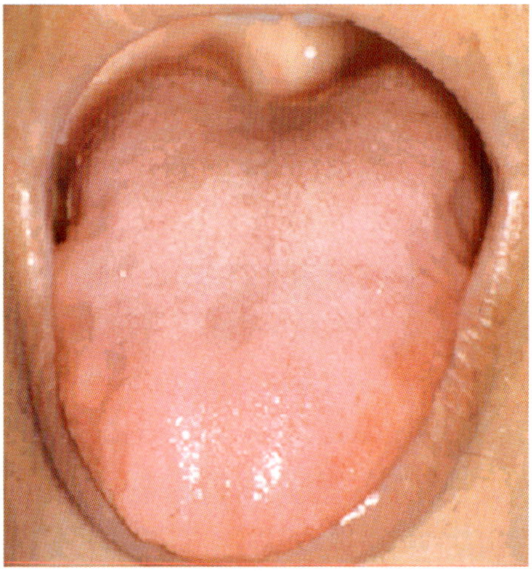

图 9 嫩舌

提要： *舌体柔软，黏膜纹理细腻，舌面光洁滋润，犹如婴儿皮肤那样浮胖娇嫩。提示体质虚弱，或长期患有慢性消耗性疾病。*

舌象所见和病理意义

图 9 所示：舌体柔软，略微胖嫩，黏膜纹理细腻，丝状乳头细小不明显，舌面滋润光洁，舌苔薄白，舌色偏淡。

嫩舌是体质虚弱的一种表现，又见于长期慢性疾病缠身，或患急性感染性疾病后，元气大伤，一时尚未恢复的患者。如大叶性肺炎、病毒感染后并发心肌炎、慢性消化不良等病人，由于长期发热，出汗多，饮食量少或营养吸收不良，失去大量的维生素、蛋白质、盐分、微量元素等营养物质，得不到及时补充所造成。亦有药物作用的影响，在驱除病邪的同时，损伤了机体的免疫功能和代谢功能。此时，舌黏膜乳头的再生和舌苔的生长不良，所以丝状乳头细小。

辨证和治疗

嫩舌常见于内脏功能衰弱，营养代谢功能低下，机体抵抗力差的患者或体质较弱的亚健康人。伴有神疲乏力，少气懒言，食欲不振，大便溏薄，或容易感冒，动辄汗出等症状。为了使身体尽快恢复健康，必须进行调补。中医认为："脾胃为后天之本，气血生化之源"。所以，调理虚证首先从健脾益气着手。常用方以四君子汤、六君子汤为基础，可以促进肠胃消化功能，使食欲增加，运化健旺，让营养物质的吸收和转化正常。然后，进一步用补气补血的方药，如八珍汤、十全大补汤、人参养荣汤等。如形体偏瘦，头晕耳鸣，口干心烦，舌嫩偏红者属肾阴不足，虚阳上亢，可以加用滋补肾阴的六味地黄丸。如伴有心悸、心烦、睡眠不安、咽干舌偏红者，加用生脉饮。如面色淡白、怕冷、精神委靡、腰膝无力、舌淡嫩的属阳气虚弱，可加用右归丸等温补肾阳的方药。

生活指导

对于虚证，理当以补为治，但是嫩舌不仅提示机体处于营养不良状态，尚有内脏功能低下。所以主观上想多进营养丰富的食品，使身体早日恢复，但由于吸收能力不强，往往会事与愿违。上等补品吃下去，会引起食欲呆滞，勉强用餐亦难以消化吸收，而出现腹胀、胸闷、腹泻、大便呈不消化状。所以，一切调理均要顾及脾胃功能。如肉食类食品可以清蒸或煮汤，去除油腻，尽量清淡。多食植物性蛋白质食品（如豆浆、豆腐等）和新鲜蔬菜、水果，注意食品结构的合理性。乳制品中用乳酸菌制品比较好（如酸牛奶等），多喝温暖的茶水比饮服冰冻饮料适宜。亦要减少辛辣食品对消化道的刺激。要注意生活起居的规律性，保证充分休息。多进行室外活动，可以增强抵抗力减少感冒。日常食品可以参考卷末附录一之（1）气虚类、（2）血虚类、（4）阳虚类。

1.3 胖大舌

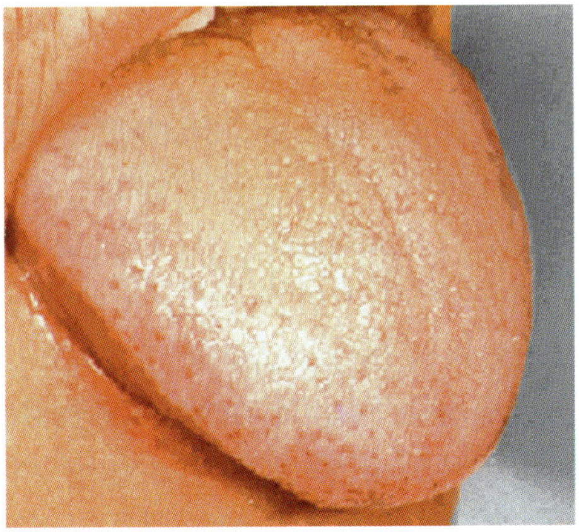

图10 胖大舌

提要： *舌色红，舌体比正常舌增厚、肿大。主要由痰、湿、热毒之邪蕴结所致。*

舌象所见和病理意义

图 10 所示：伸舌时舌体满口，较正常舌明显增厚。舌色偏红，舌尖、边部密布红点，舌苔黄，舌根部苔厚黄腻。

形成舌体胖大红肿的主要因素是湿热、或痰热交结，壅阻气血所致。譬如，美食家、酒肉嗜好者，由于进食过多，食品过于精美，继而引起高血脂、高血糖、脂肪肝、或痛风等。其原因是由于脂肪、糖、蛋白质的摄入量过多，导致代谢失常，代谢产生的废物（中医称为痰、湿）蓄积于体内，促使内脏功能异常亢进（产生内热），体内热量增加，又使内脏组织充血水肿，舌黏膜与内脏组织黏膜可出现相应的病理特征。所以，病人多见胖大舌、黄腻苔。此外，外感热病伴有痰湿者亦可出现此舌象。舌体局部炎症，亦可以引起舌红肿，但常伴有舌体疼痛灼热的症状。以上均属实热证，与气虚水肿引起的淡胖舌截然不同，应作区别。

辨证和治疗

胖大舌有黄腻苔，主要由痰湿郁热所致。治疗以化痰，利湿为主，痰湿祛除，内热自清。从患者整体情况来看，形体壮实者为多，或体重超标，或腹部肥满，食欲正常，喜好厚腻之味。也有部分患者可兼见身重肢困，精神不振，大便不畅（干结或黏溏），小便混浊。临床辨证，如见舌体胖大，舌苔白厚腻、或黄白苔相兼者，为痰湿重于热，可以用平胃散或胃苓汤为主，合黄连泻心汤。如舌红苔黄腻，胁胀、腹满、便秘者，为痰湿与热皆重，可以用黄连解毒汤合甘露消毒饮为主方。舌苔黄腻伴咳痰黄稠者，为痰热阻肺，宜导痰汤合黄连解毒汤。

生活指导

胖大舌、黄腻苔是痰湿之体的常见舌象，如无明显症状时，可以不用服药，但需注意日常饮食的节制，特别是“膏粱厚味”即高能量的营养食品，肥腻、甘甜类食品和高浓度的酒类，不宜多饮久服。中医认为膏粱厚味，可以助湿生痰而致病，有部分糖尿病患者就是因过量进食，身体过度肥胖而引起的。改变饮食结构，有助于调整体质偏差。多食新鲜蔬菜水果和多纤维食品，补充多种维生素，可以促进脂肪代谢，帮助体内热量的利用和转化，并使代谢产物及时排出。同时应进行体育活动，如慢跑、竞走、体操、拳术等。一般达到心率 100 ± 10 次 / 分、微微汗出，为最有效运动量。经观察研究结果提示：每天运动半小时以上，比每周运动一天更为有效。此外，保持大小便通畅亦是泄浊排毒的主要途径，便秘者清晨空服饮 1000ml 温水，有清肠通便作用。生梨、香蕉、麦片及其他粗纤维较多的食品，均有通便排毒之功效。必要时可服用润肠片、或用番泻叶少许泡茶饮用。

此外，生山楂、决明子、泽泻对降血脂，桑白皮、绿茶对降血糖均有一定帮助。可以煎汤代茶，作为辅助治疗。日常食品可以参阅卷末附录一之（6）实热类，（7）湿热、痰热类。

1.4 胖淡舌

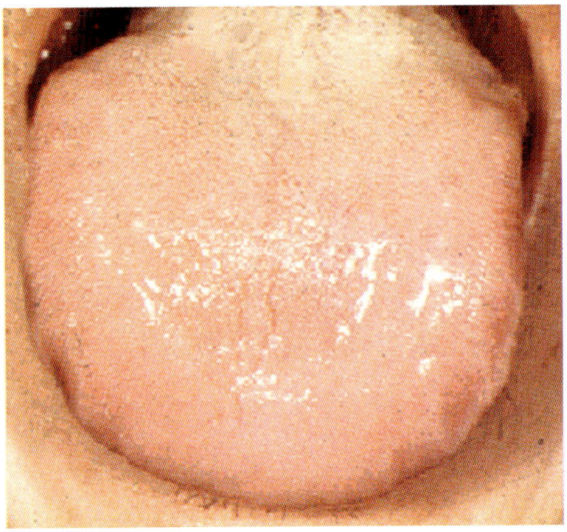

图11 胖淡舌

提要： *舌色淡，舌体肿大，边有齿痕，舌苔薄白。是阳虚水湿潴留的征象。*

舌象所见和病理意义

图 11 所示：舌体胖大，舌边有齿痕，舌色淡白，舌苔薄白而湿润。

胖淡舌是阳气虚、水湿潴留的征象。由于阳气的温煦、推动功能虚弱，水液运行迟缓，造成组织黏膜的水肿，舌黏膜亦随之肿胀，黏膜的透明度减退，血色难以显露，以至舌体胖大而色淡白。又谓“气为血之帅、气行则血行”，若阳气不足，则推动血液运行的力量减弱，血液循环迟缓不畅，舌黏膜的微血管出现瘀血的现象，可见舌色偏紫暗。如果这种病理状态持续日久，可进一步引起舌黏膜营养不良，部分舌黏膜乳头萎缩或黏膜组织断裂，而成为裂纹舌。舌苔薄白，提示无明显的外邪感染或消化不良的情况。因此，该舌象主要反映了阳气虚弱，水湿内阻的病理变化。

辨证和治疗

胖淡舌经常出现在慢性消化不良，营养吸收障碍，或内分泌功能异常的患者。例如：甲状腺功能减退，慢性结肠炎，心、肾功能不全伴有浮肿的患者。常出现怕冷，肢体沉重，四肢无力，或肤胀浮肿，小便短少，大便稀薄等症状，此为阳虚水湿证的主要特征。也可见于正常人寒性体质，机体新陈代谢功能偏低的人群。在治疗上，除针对原发病治疗之外，可选用金匮肾气丸合平胃散为主方，温阳利水祛湿。

如果胖淡舌伴有裂纹和舌色偏紫，甚至逐步出现瘀斑、瘀点，提示病情夹杂，既有阳虚水停的病理改变，又有寒凝血瘀的征象。常伴有手足不温、肢体沉重麻木或酸痛、胸闷、心悸等症状。可用补阳还五汤加附子、肉桂、干姜等，温阳益气，活血化瘀。水肿严重，小便量少，腰膝寒冷者，可加用真武汤。

生活指导

胖淡舌的主要病因是阳气虚，水液和血液运行迟缓，造成组织黏膜营养不良。因此，保持机体温暖，减少阳气耗损是最好的养生方法。譬如多在阳光下进行适当的活动，可以帮助体内阳气升发，血脉流通，促进新陈代谢，使体内多余的水分和废物及时清除出体外。不宜久居阴暗潮湿的地方，不宜多食生冷的食品和饮料，更不宜服用性味寒凉的保健食品，如西洋参、龟鳖丸之类。饮用红茶或乌龙茶比绿茶为好。适量的绍兴酒可以温经活血，比饮服冰啤酒为宜。减少盐分，防止水分滞留。经常去温泉沐浴、或每天温水洗澡，对温通经脉、行水活血很有帮助。每天保证有一定时间的体育活动，如跳舞、快走、体操等，都有活血通络，消除水肿，提高机体新陈代谢的作用。日常食品可参考卷末附录一之（1）气虚类、(4）阳虚类、(9）气滞血瘀类。

1.5　瘦红舌

提要： *舌体较正常舌扁薄而狭小，舌色红。瘦红舌提示气阴不足、阴虚火旺的病理变化。*

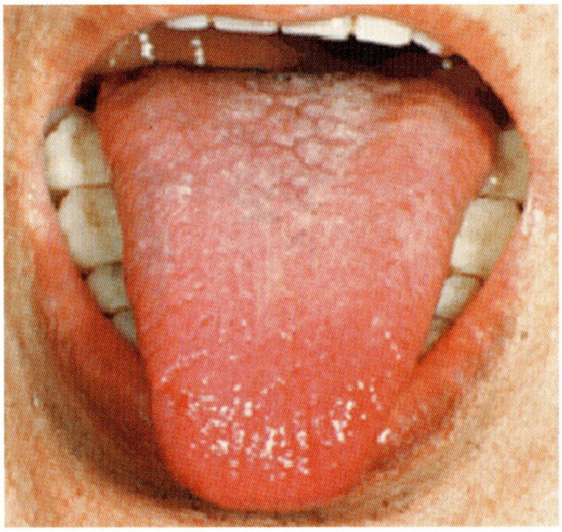

图12 瘦红舌

舌象所见和病理意义

图 12 所示：舌体比正常舌扁薄而瘦小，舌面干裂皱缩，舌色红而鲜明。舌苔薄白，舌前苔剥，为该舌象的主要特征。

瘦红舌的形成原因，主要是气阴两虚或阴虚火旺。热邪侵袭机体，身热日久不退，热则血流加快，而舌色鲜红。热久则津液损伤，营养被耗，机体组织供养不足，而致舌肌和舌黏膜生长不良而萎缩，舌体亦随之瘦薄。亦有部分病人是因各种慢性消耗性疾病，如肺结核、癌症等，导致体内营养物质过度耗伤，而出现体液不足，阴虚内热的特征。舌肌萎弱，舌黏膜营养不足而变薄，使舌基底部血色显露易见而鲜红，同时有部分丝状乳头发育不良而萎缩、舌黏膜组织断裂，造成舌面的裂纹，大都病程较长。所以，不论急性发热性疾病、或慢性消耗性疾病，只要涉及气阴两虚或阴虚火旺的病理变化时，都可以出现瘦红舌。舌苔薄白，舌前部剥苔，提示病邪已去，气阴受伤，黏膜乳头生长不良，舌苔无以敷布。机体正处于病邪虽去，元气、阴液尚未恢复的阶段。

辨证和治疗

瘦红舌显示热甚伤阴，或慢性疾病久病阴虚火旺、气阴两虚的病理变化，所以益气养阴清热是治疗大法。如热病之后身体羸弱，低热不清、自汗盗汗、口干喜饮、厌食为热伤气阴，宜青蒿鳖甲汤为主方滋阴清热。如有长期低热、入夜热甚，形瘦颧红，口干咽燥，夜眠盗汗，手足心热，心烦失眠等症，为阴虚火旺、气阴两虚，宜用生脉散合西洋参补气养阴清热。如内热伤阴，大便秘结者可加用增液承气汤。如气阴已伤，身热不退者可用洋参白虎汤治疗。

生活指导

改善气阴两虚的体质，除药物治疗外，饮食调补是恢复健康的关键。调补药物的性味有温、凉的不同，必需根据不同体质，结合时令季节加以选择。气阴不足、阴虚内热者，宜凉不宜温，宜清润不宜厚味滋补。如西洋参片泡茶代饮，可以补气并养阴清热，久服亦不生热。银耳或石斛熬汤，少量而多次饮服，可养阴生津，补而不腻。鳖甲、黄鳝之类虽为滋阴佳品，惟恐胃气不振，虚不受补，但清炖饮汤，适量进食，或选用龟鳖丸比较适宜。时令鲜果、蔬菜及蕈类食品，融天地自然之精华，含多种维生素和微量元素，是最佳的营养品。如夏季的西瓜，秋季的蜜梨、莲藕，冬季的广柑，均可养阴生津。据近代研究发现，慢性消耗性疾病或持续高热而出现红舌，与体内钾盐的损耗有一定关系，可适当补充。西瓜汁含丰富的钾盐，可少量多次频频饮服。同时要注意避免燥热、辛辣芳香类食品对机体气阴的耗损。要保持充分休息，适当参加室外活动，但不宜温泉或桑拿泡浴，以防大汗伤津耗气。日常食品宜参照卷末附录一之（1）气虚类、(3)阴虚类。

1.6　瘦淡舌

提要： *舌色淡白，无血色，舌体比正常舌薄而小。主要反映气血两虚，机体营养不良的病理变化。*

舌象所见和病理意义

图13所示：舌体瘦薄，舌边尖部多处裂纹，舌色淡，舌体柔软，舌黏膜纹理细腻，舌苔少。瘦淡舌的形成主要与全身营养状况不良相关，由于气的温煦和血的滋养功能减退，肌肉黏膜组

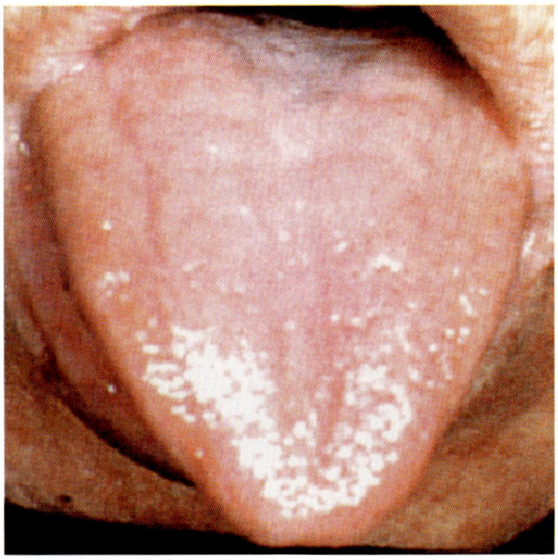

图13　瘦淡舌

织的营养不良，甚至部分丝状乳头萎缩，所以舌体瘦淡伴有裂纹，舌苔少。

瘦淡舌常见于慢性非炎症性的疾患，如胃、十二指肠溃疡，慢性萎缩性胃炎，过敏性结肠炎长期腹泻，慢性出血性疾病引起的贫血症，代谢障碍以及恶性肿瘤等病导致的气血两虚。不但舌体瘦薄，舌色淡白，而且舌的味觉亦减退，食欲不振，因而造成互为因果的恶性循环。这样的舌象反映了体质虚弱的病理状况。

辨证和治疗

瘦淡舌是气血两虚的征象。瘦淡舌上如有较明显的苔垢，大多是伴有轻度感冒或消化不良所致。提示体质虚弱，复有病邪困扰，必须先祛外邪，后议调补。轻者可先服用午时茶、感冒退热冲剂、银翘片。感冒较重者怕冷、发热，用参苏饮、桂枝汤等祛邪不伤正气的汤药。如脘腹胀满，厌食便溏，内有湿阻食滞者，宜用平胃散、藿香正气丸等以化湿畅中。在无病邪干扰的情况下(舌苔薄白或洁净少苔)，可以先用香砂六君子汤健脾和中，恢复消化吸收功能，然后改用气血双补的十全大补汤、人参养荣汤、当归补血汤等。用量从小到大，以不影响食欲为原则。

生活指导

气血两虚，长期营养不良的患者，由于内脏功能的衰弱，调补必须细水长流，蛮行滋补反多弊端。人参能大补元气，是强身健体，促进全身新陈代谢，改善体质的首选调补品。每日用 3～5 克煎汤代茶。中医从来就认为“药补不如食补”，因此，调整饮食结构、注意生活起居是很重要的。首先应从多品种食物中摄取机体必需的营养素，不可偏食、挑食而引起营养失调。同时由于脾胃消化能力较弱，不宜过多进食厚味黏腻的食品，如过分甘甜、油腻的食物。还要避免辛辣、苦寒等食品对胃肠的刺激。当令的新鲜蔬菜、瓜果、乳制品、饮料宜选用天然绿色食品，能保存完好的天然养分，避免添加剂或防腐剂对人体的影响。蜂皇浆是天然营养食品中的精品，所含营养成分能促进人体新陈代谢，增进食欲，提高造血功能，增强人体抗病能力，适宜长期服用。选择适当的干果类食品，亦是常用的食疗方法。如红枣煎汤或蒸服，每次 5～7 枚。胃寒者可加几片生姜同煮，可以健脾补血。此外，经常进行室外活动，呼吸新鲜空气，保证充分的睡眠，亦是重要的养生方法。日常食品可以参考卷末附录一之（1）气虚类、（2）血虚类。

1.7　裂纹红舌

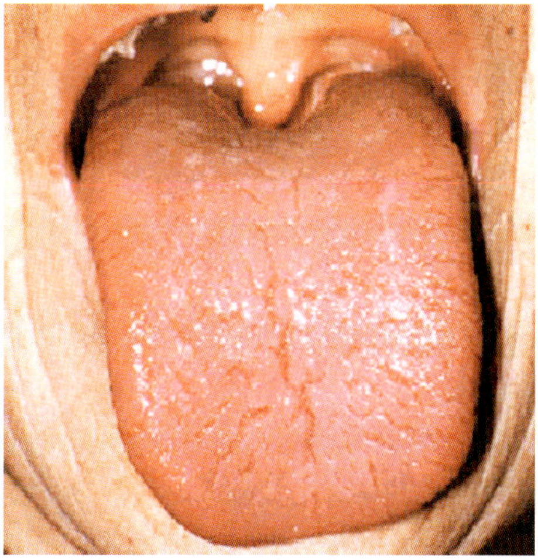

图14　裂纹红舌

提要： *舌色红，舌面有纵横不规则裂纹，称裂纹红舌。提示机体热甚伤津，气阴两伤的病理现象。*

舌象所见和病理意义

图14所示：舌色红而少津，舌苔薄净，舌面出现许多纵横不一的细裂纹。裂纹红舌常见于热甚伤阴、气阴两虚的病理状态。而且舌上裂纹之多少、深浅，亦随症情的轻重程度而变化。热甚伤阴、气阴两虚越严重，裂纹会越多、越深。当病情逐渐好转，裂纹会自然愈合。其次，在舌苔方面表现为舌苔薄净而少津，一则由于余热未清，机体津液大伤，营养大量流失，舌上津少。其次，由于体液耗损，导致全身和舌微循环功能障碍，舌组织营养不良，部分丝状舌乳头萎缩、顶突变平而致舌苔量少。舌上碎裂之处在进食时会感到疼痛，还影响味觉。

这种舌象多见于热性病后期病人。如病毒性感染，多种急性传染病等，发热病程长，引起气阴两虚。此外，裂纹红舌还可见于老年人和气阴不足者，过食辛辣、香燥的食品之后，以及盲目服用温补药品、或过服利尿剂者等。糖尿病多尿期患者亦多见这种舌象。皆反映了内热伤津，气阴两虚的病理变化。应当注意，在正常人群中，有千分之五左右的先天性裂纹舌。其特征是舌色正常，在裂纹中可见丝状乳头生长，裂纹处无疼痛感，味觉正常，亦无疾病的症状，裂纹终身不变。先天性裂纹舌不作病理舌象而论。

辨证和治疗

裂纹红舌的病人，多属气阴两虚、阴虚火旺。因此，经常出现口干、舌燥而疼痛，喜冷饮，心烦不安，或手足心热，入夜兴奋难以入睡等症状。如由热性病引起，治疗应注重清热凉血，兼益气养阴生津，可以选用清营汤为主方合增液汤。如果邪热未尽，舌苔黄而干燥，必需加用黄连、黄芩、黄柏之类清热解毒的药品，才能迅速地清除热邪，保存阴液。如由慢性病或其他原因引起阴虚火旺、气阴两伤者，治疗以益气生津为主，兼予清热之品。常用西洋参配合滋阴降火汤。清养无显效时，还可采用龟甲、鳖甲、左归丸、知柏地黄丸、六味地黄丸等滋补肾阴之品，此即古代“壮水之主，以制阳光”的方法以消除虚热，亦即“滋阴降火”的意思。当气阴充足，虚热平伏，症状改善时，舌部裂纹亦逐渐修复，舌色随之恢复正常。

生活指导

对于热甚伤津，或气阴两虚体质者，光靠药物治疗还是不够的。而且过早过多使用滋阴之品，往往容易影响胃的蠕动，出现上腹饱胀，无饥饿感等。因此，调节日常的饮食更为重要。辛辣的、热性的食品，还有烧烤、炒货等香燥类食品均不宜多食，因这类食品容易伤阴，使原有症状加重。在内热较重的情况下，一般多适宜吃偏凉性的饮食。但是，过食生冷亦会引起胃肠消化不良。因此，经常食用常温下的新鲜水果比冷藏的饮料为佳。同时还必需增加蛋白质和维生素，肉食类食品以清炖或煮汤容易吸收。百合有滋阴安神、润肺、止渴、凉血等作用，属于清凉保健食品，配以绿豆煮汤，对热病伤阴而见裂纹红舌，有较好的辅助作用。还可加入干果或中药，如鲜藕、荸荠、罗汉果、红枣、怀山药、枸杞子等煲汤饮服。日常食品可参考卷末附录一之（3）阴虚类、（6）实热类。

1.8　裂纹淡舌

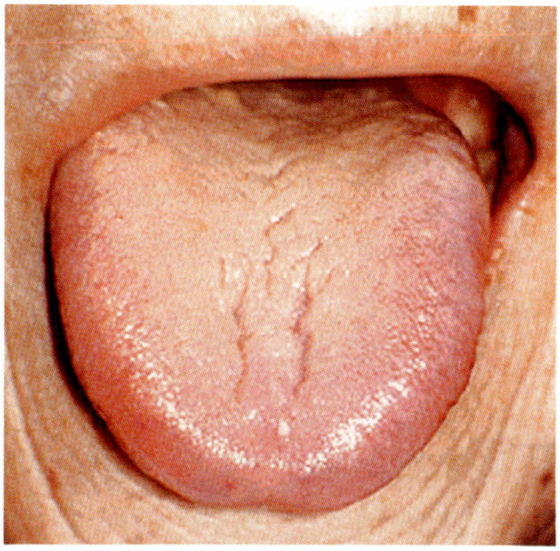

图15　裂纹淡舌

提要： *舌色淡，舌面出现多处纵横不一的裂纹，称为裂纹淡舌。裂纹淡舌反映气血两虚，机体营养不良的病理变化。*

舌象所见和病理意义

图 15 所示：舌色比正常舌淡，舌面出现几处不规则的裂纹，舌苔薄白，舌中根部有淡黄腻苔。由于气虚，营养的吸收、化生、输布功能减退，舌组织细胞缺乏营养的供应。加上血容量减少，同样会影响舌组织的供血，血液对舌体和舌苔的滋养功能减退，所以舌黏膜部分乳头萎缩，黏膜组织断裂而形成裂纹，舌黏膜因缺血而色淡。舌苔薄白提示无明显外邪侵害。舌根部有淡黄腻苔多与肠胃湿热不清有关。

裂纹淡舌在临床上常见于慢性胃肠病、营养不良者，或见于大病之后以及手术后全身衰弱、元气尚未恢复的阶段。

辨证和治疗

裂纹淡舌反映了气血两虚的病理变化。由于造成气血两虚的原因很多，治疗要从多方面考虑。要抓住病情的主要特点，分清标本缓急（主次先后），使虚者受补。补益气血多从调理脾胃着手，中医认为“脾胃为后天之本，气血生化之源”，脾胃虚弱或者脾胃被湿邪困阻，运化功能失常，则胃受纳的水谷不能消化吸收、化生为机体所需要的营养（概括为气血），所以治疗时必须密切观察舌象。舌裂而苔厚、或苔腻者，表明脾胃虚而有湿邪困阻。食欲不振，可以用香砂六君子汤健脾和胃，必要时加用平胃散，以芳香化湿。待舌苔化薄净后，食欲恢复正常，可以用八珍汤、十全大补汤、当归补血汤、归脾汤等调补气血。如舌胖淡伴有裂纹者，提示脾肾两虚、精血亏损，非一般草本药品就能奏效，进一步加用血肉有情之物，如参茸补血丸、阿胶补血汤等方药，使疗效更显著。

生活指导

脾胃的消化功能是生长气血、改善体质的根本。要治愈慢性病，改善体质，必须先调整脾胃功能，使饮食物充分消化吸收，并化生为维持机体正常生命活动的必需能量。中医认为脾胃居中、属土，喜甘淡。过于辛辣酸涩、或苦寒的食品对消化道均有刺激，所以脾胃虚弱者应尽量少用。中医又有“咸味伤血、苦味耗气”之说，饮食过于咸苦，对气血生长均不利。所以淡裂舌者的饮食总以甘淡、温和为宜。进补还需细水长流，可以经常选用补气血、健脾胃的中药，如黄芪、当归、党参、怀山药、枸杞子、红枣等与童子鸡、鸽子、瘦羊肉煲汤或熬粥，均为常用的药膳方法。既可以增进食欲，又可以改善体质。鹌鹑性平、味甘，含丰富的蛋白质、人体必需的氨基酸，卵磷脂、钙、磷、铁、钾及多种维生素，是低脂肪、低胆固醇食品。对营养不良、贫血、免疫功能低下均有一定的滋补作用，有“动物人参”的美称。对营养不良引起的裂纹舌有修复舌黏膜作用，可作为体虚裂纹淡舌的食品之一。其他日常食用品可以参照卷末附录一之（1）气虚类、（2）血虚类。

1.9 红点舌、芒刺舌

提要： *舌面红点是由舌蕈状乳头充血肿大而显现，一般不高出舌面，称为红点舌。如扩张的蕈状乳头高出舌面，扪之挫手，则称为芒刺舌。是由血分热盛，舌黏膜部分乳头充血水肿严重所致，两者都是热盛的征象。*

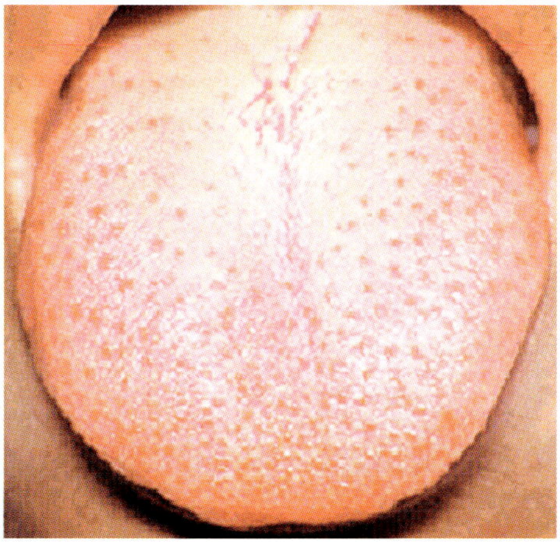

图16-1 红点、芒刺舌

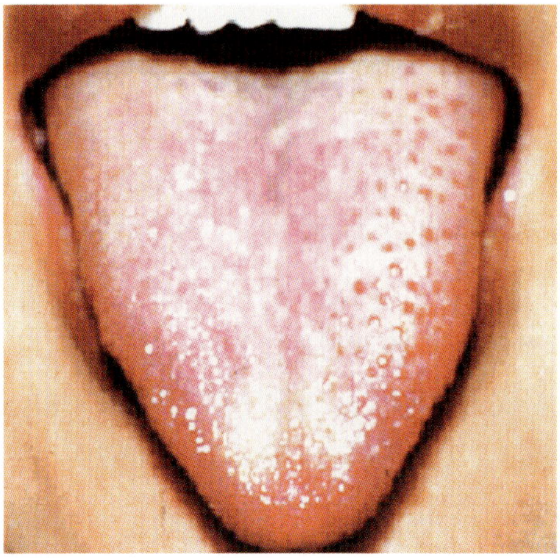

图16-2　红点、芒刺舌

图16-3　红点、芒刺舌

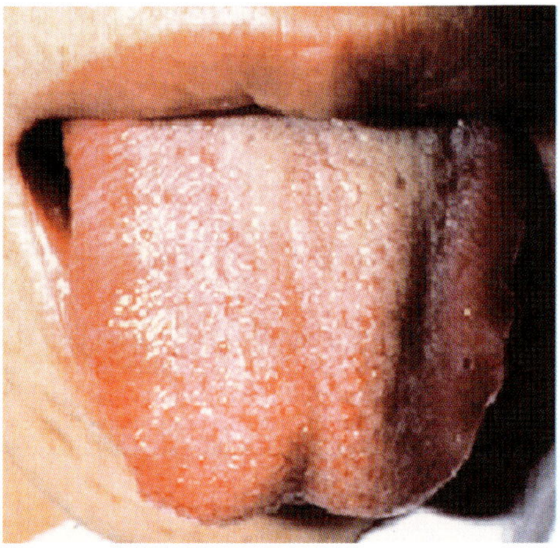

舌象所见和病理意义

图 16-1 所示：舌色比较红，特别在舌尖部可以看到比较明显的红点，少数红点看起来有立体感，是高出舌面的蕈状乳头，称为芒刺舌。舌苔白色，舌中根部苔厚带黄。红点舌是扩张了的蕈状乳头，属内热（火）的征象，不论感受外邪引起的热证，或由内脏功能亢进引起的热性病证均可出现。当机体热盛时，累及营血，使血流加快，组织充血，部分蕈状乳头的微血管扩张，血色鲜红而微血管充盈，所以形成了红舌和红点舌。当充血水肿更为严重时，红点突起，高出舌面，即为芒刺舌（见图 16-3）。因

此，它与热病的程度有关。红点的分布大致与内脏功能相应，舌尖部更明显。较严重的芒刺舌，如新鲜的草莓（见图 16-2），亦称杨梅舌。提示里热炽盛，病情重笃。例如病毒感染，高热数日不退（热入营血）、脏腑实热，大便秘结，或心烦失眠日久（心火亢盛），多可以出现红点舌。此外，妇女月经期，舌边尖亦可以出现红点，月经过后，红点自然消失，这与内分泌激素有关，大多呈有规律的周期性改变，属生理性舌象变化。

辨证和治疗

红点舌和芒刺舌是热邪深入营血的标志，一般在发热症状较重的疾病中多可出现。各种病毒性、细菌性感染的急性期，如猩红热、病毒性感冒、麻疹出疹期、乙型脑炎、流行性脑膜炎、肺部感染、急腹症等等。运用中医泻火、清热、凉血的治疗原则，可以得到有效的治疗。但是，临床的病证往往不是单纯的，当感受热邪病毒，高热数日不退，烦躁，或皮肤发出斑疹，舌红绛，舌边尖出现红点或起刺等症状并见，为典型的热入营血证，可以用清营汤为主方治疗。若要进一步加强清热凉血作用，可以加用犀角地黄汤（清热地黄汤）、紫雪等方药。如果舌上有红点、芒刺，舌苔薄白（或薄白腻），高热与头痛、怕冷并见，提示里热已盛而表寒未解，需要表里双解的方法，可选用防风通圣散等方药。如舌苔黄腻，伴有咳嗽、痰黄、胸痛等肺热症状时，需用麻杏石甘汤加鱼腥草等清肺祛痰药。如舌苔黄糙，腹部胀满，便秘口臭者，可以选用调胃承气汤。如果舌尖有红点芒刺，或舌尖溃疡肿痛，身无大热而只有心烦失眠，小便黄赤等症，为心火亢盛，可以用清心火、利小便的药物，使热毒从小便排出，导赤散是清心利尿、宁心安神的代表方。方中再加黄连，使泻心火功效更好。

生活指导

"热入营血"大多由伤风感冒未能及时治愈，病邪逐渐深入所致，是病情加重的标志。盛暑季节，微微汗出是机体适应夏令气温的自我调节现象，可以加强机体代谢和防御功能。久居空调低温房间、或夜间露宿户外，虽能感到一时舒适，但均会降低自身的抗病能力。稍有感染，容易出现正不胜邪，病邪入里，侵犯脏腑而使病情逐渐加重。所以要注意调节好体温和室温。同时要注意饮食卫生，很多传染病是从口而入。新鲜的藿香叶、佩兰叶是很好的清热解暑的草药，芳香可口，每次在茶水中放上几片，可谓上好的药茶，能奏消暑清热、防病治病之功。病人处于高热阶段，饮食以清淡、偏凉、素食为宜。注意补充水分，一般每天摄入量不少于2000毫升。

舌尖出现红点、芒刺，还见于心火旺的患者。心火旺可导致“心主神明”的功能失常，大多由于思虑过度或精神紧张而引起，可出现心悸、心烦、失眠、易汗出等交感神经亢奋的症状。出现这种症状，要注意尽量使自己精神放松，睡眠充足，临睡前用掌心（劳宫穴）按摩足心（涌泉穴），可以交通心肾，帮助你安然入睡。平时应多进行文体活动，协调机体劳逸、动静、脑体活动之间的平衡，对纠正自主神经紊乱很有帮助。此外，还要注意避免辛辣和刺激性强的食品，保持大小便通畅，防止内热积聚。日常食品可以参考卷末附录一之（6）实热类、（12）风热类。

1.10 舌下络脉异常

提要： *舌下络脉粗长、曲张、或周围小血管显露，均为静脉郁血、血管扩张所引起。是血液循环障碍的征象。*

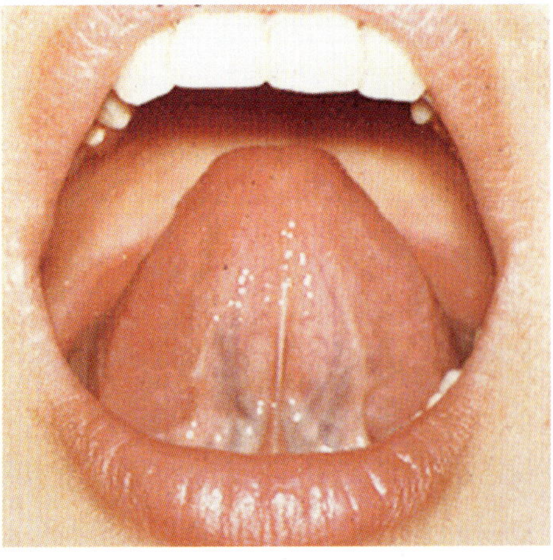

图17-1 正常舌脉

图 17-2　异常舌脉

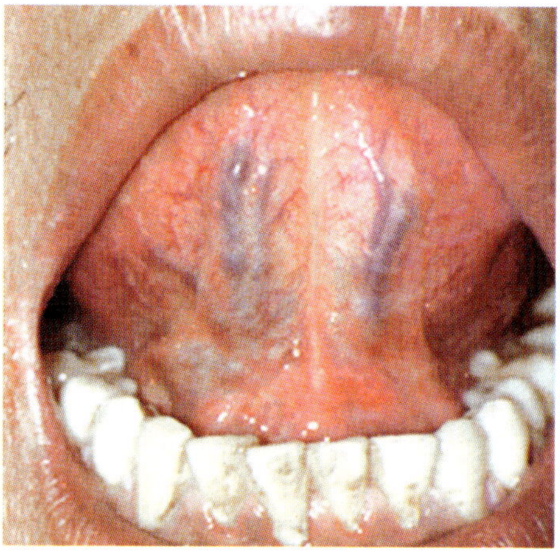

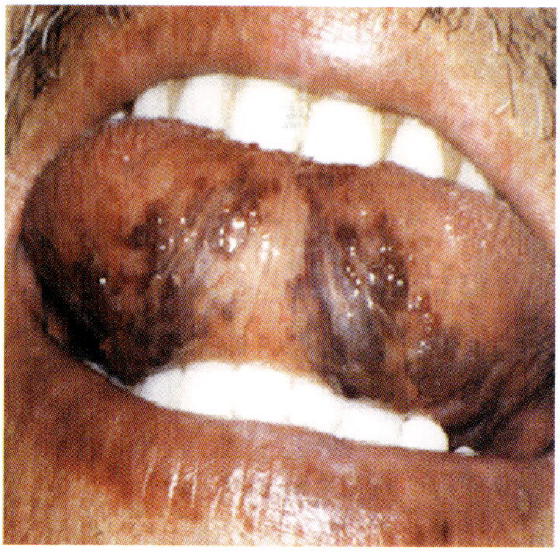

图 17-3　异常舌脉

舌象所见和病理意义

图 17-1 所示：正常舌下络脉。舌体下面舌系带两侧，有青紫色的静脉，称为舌下络脉。一般舌下络脉有一支主干和 1 ~ 2 支支干，其长度不超过舌尖至舌下肉阜的五分之三，主干粗细约 2.5 毫米。图 17-2 的舌下络脉比正常者显著增长、变粗，周围的微血管亦曲张、显露。更加严重者，舌下络脉怒张，并可见成串的瘀珠，舌下络脉呈紫黑色（见图 17-3）。舌下络脉怒张，主要是血脉瘀阻的征象。中医学谓“心主血脉”，指出各种因素影响心脏射血功能时，外周血液回流受到影响，血液循环随之减弱，引起静脉

郁血、压力增高。舌下组织比较疏松，静脉怒张尤为明显。因此，从舌下络脉异常的程度可以推断心脏功能不全、尤其是右心功能不全的程度。另外，肺与肝对血液运行也有影响。“肺主气，司呼吸”，肺气的宣发功能，对血液的正常运行有一定的推动作用，肺功能减退，除了出现胸闷、气急等肺部症状外，还可影响血液的运行而见唇舌青紫，舌下络脉怒张。“肝主疏泄”有调畅气机、调节情志的功能，“气行则血行，气滞则血瘀”，所以肝脏功能失常，既可影响情绪，又可影响血液运行而出现血液瘀阻的症状。

辨证和治疗

舌下络脉异常主要反映了心血管的瘀阻现象。由心血管疾病引起的心脉瘀阻证，从广义上说，包括心脏瓣膜病、高血压性心脏病、肺源性心脏病、冠状动脉粥样硬化性心脏病、心肌梗死等。病情严重者可引起心功能不全，出现一系列循环功能障碍症状，在舌下络脉异常的同时，还伴有舌色紫暗、有瘀斑，口唇发绀，胸中郁闷，呼吸沉重，甚则出现瞬间绞窄性疼痛，心律不齐或早搏，下肢浮肿等症状。临床辨证主要根据症状以及舌、脉的特征，大致分为二种类型：①舌色淡紫、脉缓弱结代（慢，心律不齐）者，多属心气、心阳虚而造成的心脉瘀阻证，常用益气活血、温通心阳的方法治疗，如当归四逆汤、补阳还五汤合苏合香丸等。②舌体暗红，脉细弦急促（快，心律不齐），多属心气、心阴不足而致心脉瘀阻证，可用生脉散合六神丸、炙甘草汤、丹参片等方药治疗。此外，复方丹参片、百路达、地奥心血康、脉通等中成药均有活血化瘀、改善血液循环的作用。因肺、肝疾病而间接影响血液运行者，应针对原发病进行治疗。

生活指导

心血管功能不良，血行瘀阻，可造成供血不足，引起全身脏腑功能衰退的恶性循环。为了防治心血管功能的障碍，除必要的药物治疗外，还必须注意降低血液黏度，促进血流畅通，防止血脂过高，延缓血管硬化的进程，增强心肌收缩功能，调整心脑神经调控系统等。在日常生活中，首先要保持良好的精神状态，要善于解脱心理的烦恼和忧思，与亲朋好友谈心是解除心头“结子”的最好的办法。有时，放声大哭亦是使压抑的情绪发泄的一种方式。从中医理论分析，这是解除气机郁滞，恢复气血通畅的有效措施之一。总之不要使心理疙瘩久留，以免扰乱神经体液的正常功能，从而导致自主神经功能紊乱，影响心血管功能。同时要注意饮食起居，养成早睡早起的习惯，保证充足的睡眠时间，在清晨幽静的环境里呼吸新鲜空气，进行适当的体育活动。中医认为“真气者，受之于天，与谷气并而充身”(这里的天，包括先天父母授予的精气和从大自然吸入的清气)。早锻炼可以充养清气，调畅气机，舒通经络，有助于活血化瘀。运动形式丰富多样，必须与自己的健康状况相适应，如体操、太极拳、慢跑、快走，运动强度一般掌握在心率每分钟100次左右为宜，或在医生指导下进行。饮食以清淡素食为佳。山楂、荷叶、决明子煎汤代茶有降低血脂、改善血黏度的作用。常用桑寄生（15~30克）、杜仲（30克）煎汤代茶，可改善血液循环、防止血管硬化。日常食品可参考卷末附录一（9）气滞血瘀类。

1.11　歪斜舌

提要：*伸舌时舌体向一侧歪斜。主要由主宰舌体的脑神经出现功能障碍所致，常为脑中风的先兆或中风后遗症。*

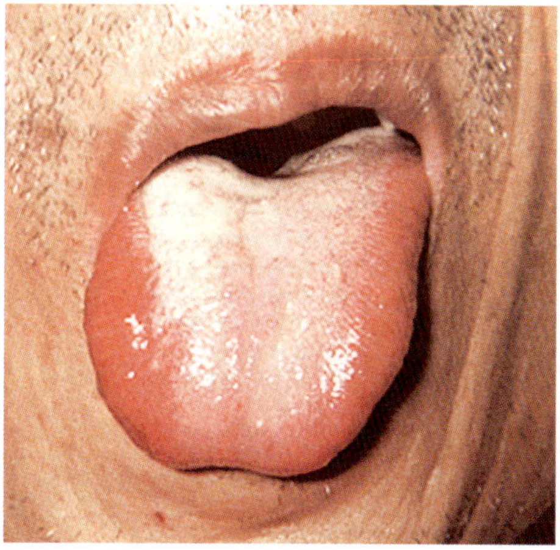

图18　歪斜舌

舌象所见和病理意义

图 18 所示：该患者伸舌时舌体向右侧歪斜，舌体的回旋动作不灵便，因此造成说话吐字不清晰。舌体歪斜亦可与颜面歪斜同时出现。该患者颜面右侧松弛，左侧拘急。舌色偏红，舌根苔厚腻。

中医认为，歪斜舌是由肝阳化风，肝风内动，风痰或痰浊阻滞经络，经气失于宣畅所致。舌体歪斜兼有神志不清，肢体偏瘫，此为中脏腑证，是中风的重证；单纯舌体歪斜，不伴有全身症状，此为中经络证，为中风轻证。现代医学证明舌体歪斜与脑神经功能障碍有关。多由大脑内囊附近组织出血、血栓形成、或者脑梗塞影响了一侧脑神经功能，而出现对侧组织器官的运动和知觉障碍。舌体歪斜有时是中风发病的早期症状之一，所以被称为中风先兆。亦有是中风病人的后遗症，该图是中风后遗症患者的舌象。

辨证和治疗

平时有高血压病者，当发现舌体运动不灵便、伸舌时舌体向一侧歪斜，或语言含糊，或进食不便，可能是中风先兆，应及时请医生诊断治疗。中风的临床症状大致可分为二类：突然昏仆，半身肢体不遂，面红如醉，呼吸气粗，舌体歪斜，舌苔黄腻者，多为肝风夹痰火上逆，损伤脑络（脑出血）。另外一类表现为面色苍白，逐渐出现一侧肢体痿废不用，语言不清，舌体歪斜、舌色淡白、舌苔薄，中医辨证多为气虚血瘀（脑梗塞）。前者以平肝熄风、豁痰开窍为主，选用羚羊钩藤汤合导痰汤同用，昏迷病人可静脉滴注醒脑静；后者以活血化瘀、益气通络为治，以补阳还五汤为主方加味，重用黄芪益气行血、疏通经络。此方对中风后遗症病人的康复亦非常有效。此外，动脉硬化、血脂与血液黏度过高者，应使用扩张血管、降低血脂和血液黏度的药物，如丹参、银杏叶制剂等。针灸推拿治疗对疏通经络、恢复功能均有特殊功效，治疗越早，疗效越好。

中风病人尚有舌强语謇，或舌短缩回旋不利，饮食困难等症状，发病机制与上相同，治疗亦可参照。

生活指导

中医认为中风的原因主要是：酒食情欲过度，或精神情志剧烈波动（如过度紧张、兴奋、暴怒等），或身体过劳，或肾阴不足，肝阳夹痰浊上逆，以致气血逆乱，经脉阻滞。因此，调整生活节奏和饮食结构，保持精神放松是很重要的。中风后遗症的患者，除接受活血通络、平肝降逆等药物治疗外，必须及早接受康复保健的功能训练，其效果优于单纯药物治疗。肢体活动障碍者，可以进行多项的功能锻炼或理疗，舌体歪斜、语言謇涩者可以配合针刺，进行语言训练、朗读，使舌的运动逐步恢复正常。此外，充分的休息和轻微活动相结合，“久卧伤气、久坐伤肉”，只有动静结合才能恢复气血正常运行，保持四肢肌肉不萎缩。患者饮食应清淡，膏粱厚味助湿生痰，容易加重动脉粥样硬化症状，影响气血运行。香燥辛辣易动风火，尽量少食为好。日常食品可参考卷末附录一之（7）湿热、痰热类；（9）气滞血瘀类。

1.12 舌疮、舌癌

提要： *舌体局部溃疡，红肿、疼痛，称为舌疮。中医认为心火上炎，与精神紧张、睡眠不安；或机体免疫功能减弱有关。*

舌癌为舌体恶性肿瘤，初起肿块小而坚硬，疼痛难忍，溃破

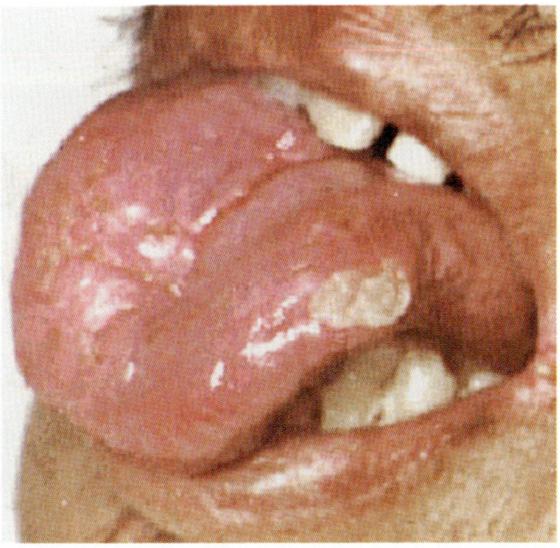

图19-1 舌疮

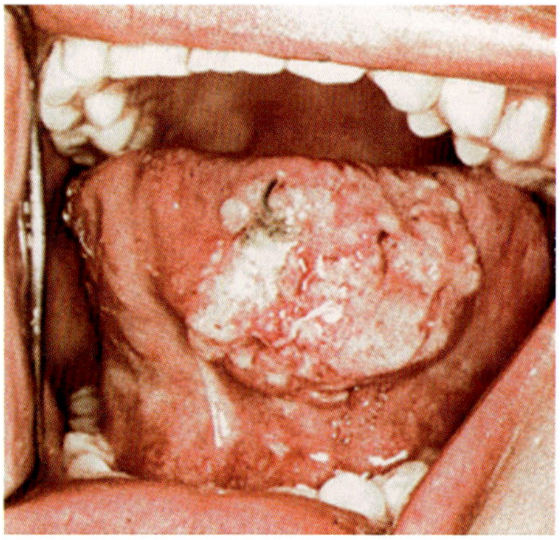

图19-2 舌癌

后容易出血，为瘀毒凝集所致。

舌象所见和病理意义

图 19-1 所示：舌色红，左侧舌边有溃疡，红肿高突，溃疡面稍有凹陷，有白色边界，触痛明显，右侧舌面亦有成片浅溃疡，舌苔薄白。

中医认为“舌为心之苗”、“脾胃之外候”，这里所指的心是“藏神”之心，即与精神情志活动有关。舌尖是心脏生理功能和病理变化的反应区，所以，当精神情志受到刺激，出现异常兴奋或紧张，心烦失眠，情绪激动等症状，中医所谓“心火亢盛”，在舌上也可出现相应的实热症状。另一方面，舌疮的发病与脾胃功能有关。如过食辛辣、炙烤食品，或偏嗜甜食、肉食厚味，而蔬菜水果摄入不足，或大便不能畅通，致使脾胃郁火内生，舌疮常与苔腻、口干、口苦、口臭、便秘等症状并见，此属脾胃郁热。此外，有一类患者的舌溃疡持续多年反复发生，劳累时症状加剧，伴有疲劳感，乏力，少气懒言，精神不振，容易感冒，舌色淡白，少苔或剥苔等症，此与机体免疫功能低下有关，多因气虚或气阴两虚所致。

辨证和治疗

舌疮急性发作，局部灼痛，舌色较红，口苦口干，伴心胸烦热，夜难入眠，或头痛目赤，小便黄赤，大便秘结者，多为心火旺或心肝火旺，常用三黄泻心汤合导赤散治疗，可以清热泻火，抑制兴奋，恢复宁静的精神状态，舌疮可较快痊愈。如舌红，口舌生疮，舌苔黄厚，心烦失眠、口臭便秘，伴腹胀满者，多属心脾郁热，宜黄连泻心汤合调胃承气汤，清心通腑。对慢性复发性溃疡，舌淡白，伴全身精神疲惫，体质虚弱者，或因工作繁忙，饮食失调，睡眠不足，精神体力消耗过大，长期处于身心疲惫状态，或因日夜倒班而睡眠不足者，都可造成气虚或气阴两虚（免疫功能低下），可用益气养阴的生脉饮和西洋参、黄芪、生地黄、龟甲、鳖甲等滋阴补气药，可以使机体逐渐恢复健康，口舌溃疡才能真正治愈。

在口疮急性发作期，用冰硼散或锡类散涂于溃疡处，一日数次，可消炎止痛。慢性复发性口疮，选用珠黄散为宜，对溃疡刺激性小，并有促进溃疡愈合的作用。

生活指导

舌疮的发生，主要与精神因素和营养状况有关。所以，必须注意饮食起居的协调，保持心情舒畅和平静。饮食方面，首先要补充多种维生素，尤其维生素 C，对增加免疫功能，修复组织损伤都有直接作用，每天摄食多量新鲜的蔬菜和水果，可以得到维持机体生理功能所必需的维生素。必要时可补充多种维生素制剂如金施尔康、善存片等。急性溃疡期要经常用淡盐水漱口，保持口腔清洁。多饮绿茶，保持大小便通畅，使内热及时得以清泄。辛辣、油煎熏烤食品和炒货会伤阴助火，引发溃疡，不宜多食。要保持充分睡眠，使人体与自然界动静规律相应，即“天人合一”，有利于消除疲劳，改善体质。草莓可使紧张的情绪得以放松，有助于睡眠，有“水果皇后”的美称。其他日常食品可以参照卷末附录一之（1）气虚类、（3）阴虚类、（6）实热类。

附：舌癌（图 19-2），是舌部的恶性肿瘤。病发初期如豆状肿块，质坚硬，继之疼痛伴灼热感，溃疡易出血，晚期舌癌呈菜花状。该照片即为晚期舌癌特征。舌癌的诊断需及时作病理切片检查，确诊后要早期手术切除，必要时加放、化疗综合治疗，有望根治，预后良好。配合中药扶正祛邪，可以提高机体免疫功能，有益于早日康复和预防复发。舌癌早期症状与舌疮有相似之处。如果在舌两侧边缘的后三分之一处，反复出现溃疡且不易愈合，应引起重视，及早作病理检查，做到早期诊断，早期治疗。

具有防癌、抗癌功能的食品较多，如鲍鱼、鳖、百合、绿茶、草莓、刺梨、大蒜、冬瓜、甘蔗、甘薯、桂圆、海带、黑木耳、猴头菇、黄瓜、橘子、韭菜、苦瓜、萝卜、胡萝卜、西红柿、菱角、芦笋、蘑菇、猕猴桃、南瓜、糯米、枇杷、茄子、青鱼、生姜、文蛤、无花果、洋葱、玉米、米仁等，可以结合病情和体质特点选择食用（参考附录一各类体质的饮食宜忌）。高温煎炸和熏烤的烹调方式，最易产生强致癌物质，最好少吃这类食品。

（二）以舌苔特征分类

2.1 薄白苔

提要： *舌面上敷布一层白色舌苔，透过舌苔，可以清楚地看到舌质的颜色，称为薄苔。薄白苔是正常舌苔，提示胃有生发之气，内脏生理功能正常。也可出现于疾病初起病情轻浅，尚未损及内脏功能的阶段。*

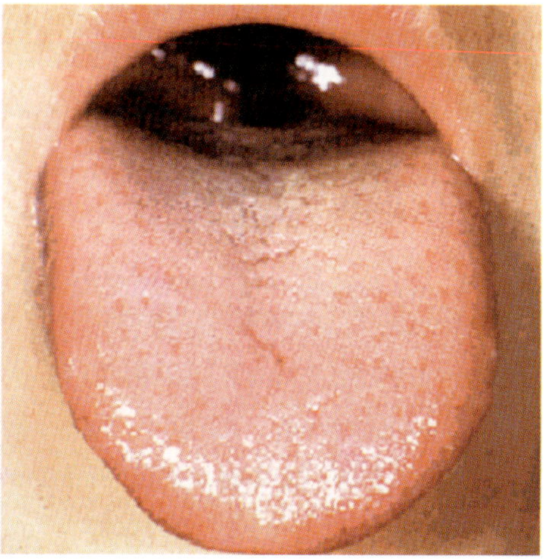

图 20　薄白苔

舌象所见和病理意义

图20所示：舌苔薄白，透过舌苔可以清楚地看到舌质的颜色，舌色淡红，舌质干湿适中。

薄白苔是胃气上蒸，胃阴上润于舌而生成。古人比喻正常舌苔生长，犹如土地上长青苔，要有地气上蒸和充足的水分与养料。从组织学认识，是由机体营养代谢正常，舌黏膜乳头尤其是丝状乳头生长正常，是正常的舌苔。但薄白苔亦可提示风寒、风热初袭人体，病邪在肌表的轻浅阶段。如果舌质偏红，伴有红点，表明风寒已有化热之趋势。一种可能是体质偏热感受风寒，即可化热。如夏季贪凉饮冷，或室内空调温度过低，或淋雨受凉，机体受寒后先见怕冷无汗，头痛、鼻流清涕、肢体酸痛，继而出现发热、口微渴等寒邪化热的症状。另有可能为外感风热之邪，发病之初即出现发热怕风，咽喉肿痛（扁桃体炎）等症，是风热侵袭肌表，疾病初起的病理表现，一般都见薄白苔。

辨证和治疗

薄白苔、淡红舌是正常舌象，反映机体气血充盛，内脏功能调和，胃有生发之气。属于人体处于正常生理状态。舌淡红、苔薄白，伴有怕风寒、不出汗、发热轻，病程较短，表明外感风寒，受邪轻浅，治疗以解表为主。可以选用荆防败毒散、午时茶、生姜茶等祛寒解表。如发热怕风，头痛，口微渴，出汗，咽喉肿痛，多为风热感冒，宜选用银翘散、桑菊饮为主方清热解表。板蓝根、蒲公英有清热解毒之功效，对咽喉肿痛者（如急性扁桃体炎）可加入主方增强疗效，也可加用牛黄解毒片或六神丸。若感冒数日不愈，伴咳嗽、痰黄、胸痛等症，表明外邪已入里化热，需结合清肺化痰的千金苇茎汤同用，加用鱼腥草片、祛痰灵口服液等。如感冒与腹泻并见时，常选用葛根汤或藿香正气散为主方，既可解表又可调整肠胃，可奏表里双解之功。经过多年临床和药理实验研究证明，银翘散、藿香正气散（丸）对病毒性感冒和病毒性胃肠炎疗效明显，是因为这类药物具有抑制病毒的作用。对抵抗力差，容易感冒者，可以经常服用玉屏风散，以增加机体免疫功能，减少上呼吸道疾病。

生活指导

在病理状态下，薄白苔多见于感受风寒或风热外邪引起疾病的初起阶段。在此所述的“外邪”是指异常的气候变化，亦称“六淫”之邪。根据季节的特点，冬天易感寒邪，春天易感风邪，夏季易感暑热之邪，长夏易感湿邪，秋天易感燥邪等。中医又有“六气（邪气）皆从火化”的说法，即各种病邪，在体内不及时清除，均可转变为严重的热性病（化火）。所以机体抵抗力差的人群，尤其是老年人或儿童，在季节转换时，非常容易感冒。一日之中，早晚温差较大，亦要特别注意。人体能顺应天时，就可以减少疾病。“邪（致病因素）之所凑，其气（抵抗力）必虚”，“虚邪贼风避之有时”的古训，对维护健康是有意义的。同时亦应参加适当的体育活动，坚持进行日光浴或冷水浴锻炼，对增强人体抵抗力，适应气候变化的能力均有很大的帮助。还要充分摄取多种维生素、蛋白质、脂肪和糖类等各种必需的营养素，亦是维持健康体魄的主要方面。日常食品可参考卷末附录一之（1）气虚类、（11）风寒感冒、（12）风热感冒。

2.2　薄黄苔

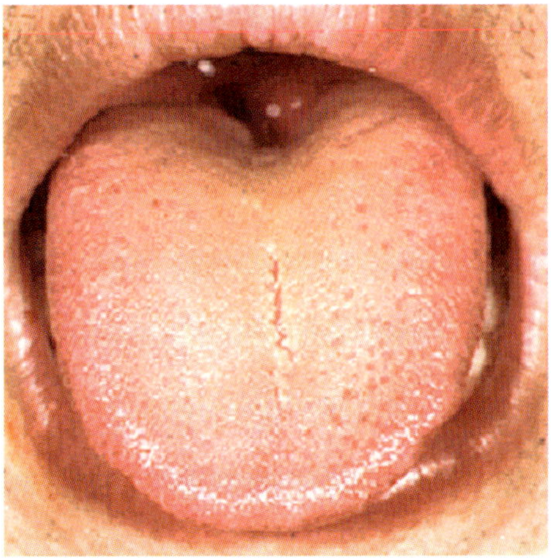

图 21　薄黄苔

提要： *苔质薄，苔色黄，提示感受热邪，病位表浅，是热性病的早期阶段。*

舌象所见和病理意义

图 21 所示：舌色偏红而干，苔色黄，透过苔质能看到舌底组织，称为薄苔，舌中根部苔质增厚带腻。舌中有一条正中沟，是人体胚胎发育时留下的痕迹，无病理意义。

薄黄苔、红舌，是感受风温之邪，引起发热病证的初起阶段的舌象特征之一。例如病毒性感冒、急性扁桃体炎、鼻炎、急性气管炎等发病时，稍有怕风怕冷的感觉，伴头痛咳嗽痰黄，鼻塞流黄脓涕，或咽喉肿痛，出汗但寒热不退等症状，中医辨证为表热证。舌质红而干，提示表热传里，出现热伤津液的现象。当病邪袭侵人体，由于机体的应激反应，调动了免疫、循环、代谢等系统的功能，故出现怕冷发热等症状。代谢产物增多，舌苔增厚。苔色一开始多表现为薄白苔，随着病邪（致病菌或病毒）逐步深入，发热症状明显，全身血液循环加快，黏膜充血而舌色变红，舌苔亦随病理产物增多和产色细菌的繁殖而由白变黄。此外，脏腑热证（炎证）病情轻浅时，亦可见到这种舌象，如胃窦炎继发幽门弯曲杆菌感染，胆囊炎、胰腺炎等病初起阶段。总之，薄黄苔、红舌是反映了实热证初起阶段的病理特征。

辨证和治疗

如上所述，薄黄苔主要反映热证初起的病理特征。中医所谓表热证，是指发病部位在体表（皮毛）或肺系（呼吸道）的热证。如感冒发热，咽喉红肿疼痛，鼻流黄涕、或见咳嗽痰黄，口干，汗出热不退等症状，治疗以清热解表为主，可选用银翘散为基本方加减。头痛甚者加羚翘解毒丸，咽喉红肿难消者合用六神丸，咽痛音哑者加用蝉蜕、胖大海，有慢性鼻炎史者合用千柏鼻炎片，黄痰咳吐不畅者合用祛痰灵口服液等。发热不退者，还可用辛凉解表药和清热解毒药合用的方法，如蒲公英、板蓝根等，奏效更速。如怕冷等症状已除而热不退者，与黄连解毒汤合用，可以有效地清除热毒，控制病情。此外，病毒引起的腮腺炎、带状疱疹，以及皮肤疮疖、湿疹等疾病初起时，也可见此舌象，可选用普济消毒饮为基本方进行治疗。

生活指导

表热证是感受温热之邪引起的疾病，以春夏季节为多，亦好发于体质偏热的易感人群。临床工作中常会见到如下情况：两个人同时因淋雨受冷而感冒，其中一个人发病后出现怕冷，如冷水浇背，头痛鼻塞流清涕，关节酸痛，腹泻稀便。中医诊断属表寒证，给予性味偏于温热的午时茶加生姜红糖汤，得汗而解。另一个人表现为稍怕冷，发热明显，口干，咽红肿痛，服上药以后，症状反而加重。究其原因，是因为后者体质偏热，虽同样感受寒邪，但容易转化为表热证，出现的症状亦有寒热性质不同。因此，防治疾病亦须要注意时令和个体的体质差异，更要综合分析疾病症状的性质，分别给予相应的治疗，这是中医辨证论治的关键所在。尤其对易感人群要注意自身保护。如气温暴冷要及时御寒，大雾环境减少户外活动，感冒流行期间减少出入公共场所。养成卫生习惯，外出回来要及时洗手、漱口，清洁口腔咽喉。经常游泳可以增加皮肤的防御功能和呼吸道的抵抗力。患病期间应补充多种维生素，增强机体的免疫力。多饮绿茶，因为绿茶含有抗菌成分。大量饮水可以冲淡毒素对全身脏腑组织的损伤。保持大小便通畅，及时清除体内垃圾及热毒。青橄榄又名“青果”，生吃有杀菌、抑菌作用，对热性感冒咽喉肿痛、声音嘶哑，以及痢疾腹泻均有一定的辅助治疗作用。平时多食绿色蔬菜，口味以清淡为宜，少食辛辣、高温熏烤煎炸食品，对改善体质均有裨益。日常食品可参考卷末附录一之（12）风热感冒类。

2.3 白厚苔

提要：*舌苔色白，苔质增厚，不能见到舌底组织，提示阴寒之邪入里，或内有寒湿、寒痰积滞。*

图 22　白厚苔

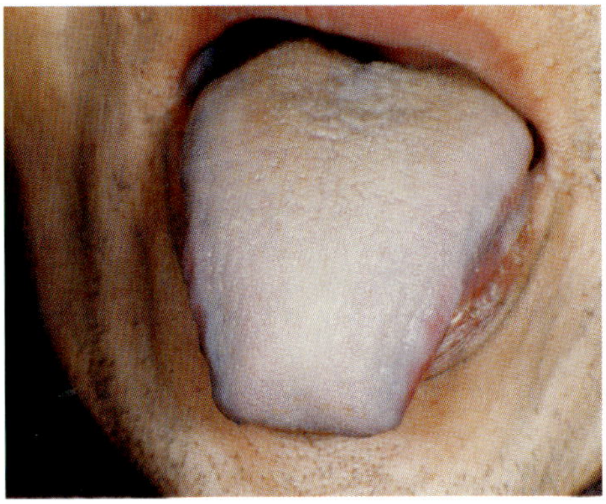

舌象所见和病理意义

图 22 所示：舌体大小正常，舌面满布白苔，舌根部尤厚，透过舌苔不能见到舌底组织，舌色青紫。

厚苔由丝状乳头伸长，分支增多，相互缠绕而使乳头间隙变小，同时代谢产物和脱落细胞沉着于丝状乳头间隙内，出现增厚的白色舌苔。大多由于饮食过多，营养过剩，而脾胃消化功能不佳，或脾胃受寒邪影响，失于正常运化功能所致。中医概括为“胃气夹湿浊邪气薰蒸所致”。此外，白厚苔也见于寒湿侵袭机体，经络气血痹阻，出现以怕冷、关节酸痛等主症的寒凝血瘀病证，或咳嗽胸闷、痰多黏稠色白，呼吸不畅等寒痰阻肺的病证。舌苔越厚提示邪重病深。舌根部苔腻微黄，是由下焦湿邪郁久，有化热之势。舌边尖青紫，提示寒湿困阻，气血不畅，内有瘀血阻滞的征象。

辨证和治疗

白厚苔是寒性病邪或湿浊、痰饮等致病因素停聚于体内的征象。湿邪内盛，舌苔白而腻，痰饮积聚，舌苔白而滑。总的治疗原则是温中散寒、温化湿痰。可选用理中汤为基本方，既可温中散寒，又可振奋脾阳，增强推动运化力量，使水湿、痰饮等病理产物及时排出，恢复正常的代谢功能。如见脘腹冷痛、食欲不振，大便稀烂、舌苔白厚腻者，主要是脾胃寒湿阻滞，宜加用平胃散温中化湿。咳嗽痰多白稠，胸闷呼吸不畅，或有痰鸣，舌苔白厚腻，是寒痰阻肺，以小青龙汤为主方，温肺化饮。如形体畏寒，肢节疼痛，遇冷痛甚，皮肤色紫，得温缓解者，为寒邪痹阻经络，可选用黄芪桂枝五物汤加味，温经活血通络。中医认为“肾阳”是人体一身阳气之根本，又称“命门之火”。有些老年人长期舌色青紫，舌苔白厚而无明显临床症状，是心脾肾三脏阳虚的表现，一般是机体自然衰老，脏腑功能减退所致，可以常服金匮肾气丸加红花、桃仁、丹参、当归等，既可温肾补阳，活血化瘀，纠正体质虚寒，又有延年益寿的功效。

生活指导

虚寒体质的人群，容易感受寒邪而致病，经常注意气温变化，及时采取保暖措施，维持内环境的平衡，是防御外邪侵袭，减少疾病发生的重要方面。稍有感冒，出现头胀、怕风、喷嚏或流涕时，可及时煮葱姜红糖汤热服，可得汗而解，煎服午时茶亦很有效。要经常进行体育锻炼，改善血液循环，增强抗病能力。晨练以雾露收干，阳光初照的时间为宜，可避免阴霾之气外袭。改善虚寒体质更要注重温补脾胃，中医认为“脾胃为后天之本、气血生化之源”。所以不论药疗或食补，均以培补中焦、不伤脾胃为宗旨。医学研究发现，脾胃虚寒者，体内分泌的消化液减少，消化酶的活性降低，因此对食物营养的消化吸收能力减退。为改善脾胃功能，脘腹部保暖十分重要，而且收效甚为明显。饮食不宜多食生冷寒凉，避免损伤脾阳，导致运化功能减退，进而助湿生痰。水果中的橘子、樱桃、杨梅、龙眼、荔枝等果品味甘偏温，少食无妨。虚寒之体需进温补，以温而不燥，补而不腻为宜，如葱、姜、茴香、羊肉（去油）等。烹调方法可采用清蒸、煮汤。宴请亲朋好友时，饮酒助兴无可非议，但体质虚寒者对饮料要有所选择。高度白酒辛辣伤胃，啤酒甘凉，但多饮助湿，红葡萄酒和绍兴黄酒温中暖胃，少饮可通脉活血，应是虚寒者最佳选择。日常食品可参考卷末附录一之（4）阳虚类、（8）寒湿、寒痰类。

2.4 黄厚腻苔

图 23 黄厚腻苔

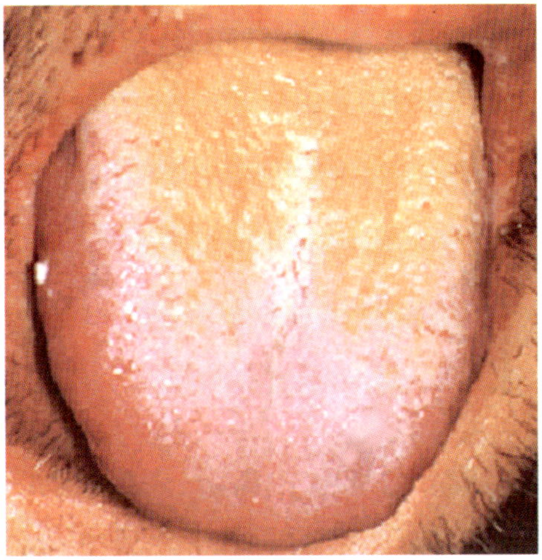

提要： *舌苔黄厚而腻，是体内湿邪或痰浊蕴积化热，或外感湿热之邪侵犯脏腑，或食积化热的征象，属实热证。*

舌象所见和病理意义

图 23 所示：舌苔中根黄厚而腻，舌体较厚，舌色稍紫暗。

舌体增厚提示舌体水肿，为痰湿内阻之征，舌色紫暗为血行不畅，舌苔黄厚腻是痰湿与热邪交阻的现象。以上舌象综合反映了患者体内有湿热、痰热蕴积、气血不畅的病理变化。厚腻苔由丝状乳头增生，和代谢产物、黏液分泌物增多和脱落细胞、食物残渣的沉积以及细菌生长等因素交织而成。嗜食肥甘，代谢失常、使体内垃圾堆积，同时因营养过剩，丝状乳头角化延长，更新迟缓，使舌苔厚腻难化。各种细菌感染性疾病如急性胃炎、胆囊炎、肝炎、肺炎、支气管炎、尿路感染等，大量产色细菌在舌面上生长繁殖，使苔色变黄，也可见黄厚腻苔。此外，肠胃产生逆蠕动，导致胆汁返流，亦会产生黄腻苔。综上所述，该舌象反映体内湿痰与热交阻，同时又有气血不畅的病理改变。一般而言，舌苔越厚，提示病邪越重，苔色越黄，热毒越深。如果舌苔黄白相间，说明病情尚在由寒向热的转化阶段，可作为临床观察病情转化的参考。此外，饮食不节，消化不良，宿食停滞胃肠郁而化热，也是形成黄厚腻苔的原因之一。

辨证和治疗

舌苔黄厚而腻，舌色紫暗，是湿热或痰热深重，兼有气血运行瘀阻的征象，属实热证。治疗以清化湿热或痰热为主，以甘露消毒丹合黄连解毒汤为基本方。临床上需分析病情和症状，辨明疾病的脏腑归属，拟定相应的治疗措施。如饮食过剩和精神劳累者，出现以腹部肥满痞胀为主要特征的代谢病（血脂、血糖、尿素氮三项指标升高），皮肤油腻、大便不畅、小便色黄混浊，口中浊腻或干苦，B超检查有脂肪肝者，可配用防风通圣散，促进代谢功能，并使湿浊从大小便清除。嗜酒者因酒湿之邪蕴结而致肝胆湿热（肝脏损害、胆囊炎、胆石症）者，拟配合大柴胡汤，疏泄肝胆，清除湿热。如上腹痛胀，伴灼热感，嗳气、泛吐酸苦，大便不畅，胃镜检查为胃炎者，宜配合泻心汤治疗。如大便秘结、小便黄浊，排尿不畅，或女子带下黄稠腥臭，伴小腹胀痛者为下焦湿热，治疗宜配合桃仁承气汤或八正散清利湿热。如咳嗽胸痛，痰多黄稠腥臭，气闷如堵，伴身热起伏者，大多由风热之邪犯肺，邪热入里而致痰热阻肺，或因慢性支气管炎宿疾，感受外邪而复发，致痰热壅阻气道，肺气失于宣通，治疗宜黄连解毒汤合千金苇茎汤加鱼腥草、或麻杏石甘汤清热化痰，宣通肺气。因食积化热所致者，多见脘腹胀满，嗳气酸腐，甚则呕吐宿食，大便恶臭，可用枳实导滞丸或保和丸消导积滞。舌色紫暗，提示气血运行不畅，在清化痰热、湿热之剂中，加入活血理气之品，有助于改善病变部位的微循环，提高清热化湿化痰药物的治疗效果。

生活指导

黄厚腻苔提示湿热、痰热的病理变化。在未发病人群中，也会出现类似的舌象特征。一般常伴有肥胖、高血脂、高血黏度、脂肪肝等。这类内源性的致病因素多由体内生理功能失常而产生。好像炉中的煤炭加料过多，不但火焰不旺，反而因燃烧不全，产生大量浓黑烟雾的道理一样。人体亦因营养过剩、代谢不良，产生大量有害物，俗称体内垃圾（湿痰等废物），影响正常生理功能，并导致多种疾病发生。因此，注意生活起居和调整饮食结构是最重要的保健方法。在饮食方面严格控制食量，减少高脂肪、高胆固醇食物（如巧克力、螃蟹、河鳗、蛋黄等），尤其注意晚餐宜量少而清淡，应以蔬菜为主。起居作息要有规律，不以烟酒为乐趣，使精神放松，积极参与各种体育活动，促进过剩的营养分解，改善血液循环，加速排泄体内过多的代谢产物。出汗、利尿、排便为人体排泄废物的三条渠道，多饮茶水，多食水果、蔬菜，多运动是保健最有效的三项措施，贵在坚持，持之以恒，必有灵验。日常食品可参考卷末附录一之（7）湿热、痰湿类、（9）气滞血瘀类、（10）食积类。

2.5 白腻苔

提要： *舌苔白，苔质细腻牢着，为白腻苔。显示痰湿内阻、食滞不化的病理现象。*

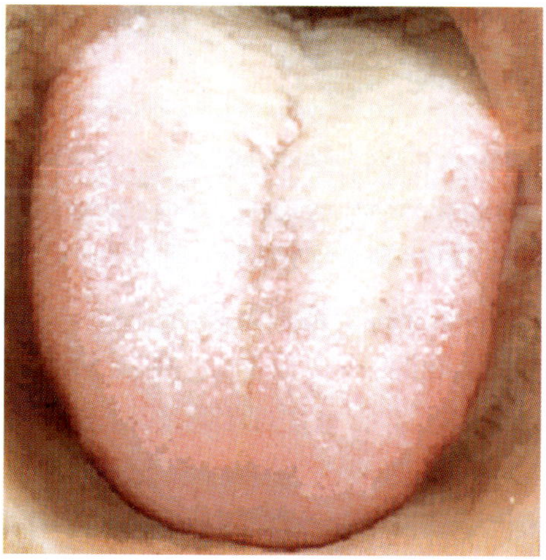

图 24 白腻苔

舌象所见和病理意义

图 24 所示：舌体大小正常，舌色淡红，舌苔色白根淡黄，苔质颗粒致密细腻，边薄中厚，黏腻牢着刮之不去。舌中沟纹为舌正中沟，无辨证意义。

腻苔的形成主要由丝状乳头角化延伸、增密，树状的角化层形成镶嵌结构，使组织更新迟缓，加之口腔黏液、脱落细胞、代谢产物、食物残渣和白细胞残骸等大量沉着，并伴有细菌、真菌的生长，形成油垢样沉着物，刮之难除，即为腻苔。例如，过食生冷饮食，胃肠受寒邪侵袭，阳气受到抑制，消化功能低下，饮食或水分在肠道潴留，经常出现腹痛受冷加甚，得温可解，腹泻稀黏状便。或过食油腻食品，造成消化不良，肠道积滞。或为营养代谢障碍，代谢产物在体内积滞，形成内源性致病因素，中医称为痰湿（如血脂升高等）。此时，内脏和器官的黏膜分泌物增多，如口中黏腻，黏痰增多、舌苔白腻，大便质黏，排便不爽或溏薄，女子带下增多等，均与痰湿内停有关。

辨证和治疗

白腻苔是体内湿痰内阻、食滞不化的征象。痰、湿、食滞等内源性病邪的产生，均与脾胃有关。中医学认为，“脾主运化”是包括运化饮食物质精微和运化水液二方面的功能。通过脾的运化功能，使营养输布全身，供全身各部生理功能所需。同时还把多余的水液，连同人体生理活动产生的代谢产物运出，经二便排泄。当运化功能失常，水液、营养代谢障碍，或代谢产物积滞，均会产生多种病变。如饮食过量，脘腹胀满，嗳腐食臭或胸闷腹胀，身重纳呆，口中甜腻，大便黏溏不实，舌苔白腻，此为胃肠食滞、湿困脾胃。常用保和丸合平胃散治疗，可以消导化湿。长期咳嗽，痰色白黏稠不易咯吐、甚则喉间痰鸣，胸闷气急，秋冬季发病加重。此为痰饮病（慢性支气管炎），其成因多由脾虚运化失常，痰饮停积于肺，并由外感之邪引发所致。此即“脾为生痰之源，肺为贮痰之器”之义，治疗须宣肺化痰，同时调整脾胃功能。常用清气化痰汤清化痰浊，配合金水六君煎调补脾肾、补益肺气。在呼吸道疾病缓解期（大多在夏季），经常服用健脾益气补肾养肺的中药，有助于改善肺功能，这就是“冬病夏治”原理的具体应用。对老年慢性支气管炎、肺气肿等肺功能减退患者效果较好。舌苔白腻也可见于关节病变者，多因寒湿之邪痹阻经络，引起肢体酸楚困重，或关节肿大变形，得温热症状缓解。宜选蠲痹汤，外用伤湿止痛膏，或用红外线透热治疗，可以温经散寒，祛湿通络。

生活指导

痰、湿、食滞是由内脏运化排泄废物的功能减退而产生的病理产物。其性阴寒重浊，阻遏阳气升发，缺乏流动性，容易积滞停留于体内，造成组织器官的功能障碍。饮食不节，或过食甘肥之品，容易助湿生痰。故不宜吃生冷、甜腻、厚味食品，更不可在白腻苔尚未清除前，盲目服用滋补剂（如养阴补血类保健食品或膏滋药），以维持脾胃正常的运化功能。适量进食温热、辛通之品如生姜、陈皮、茴香、桂皮等，可以振奋脾阳，帮助消化，防止痰湿内生。寒湿之邪从外侵袭而进入人体，出现关节及全身肌肉酸痛，阴雨天症状加重。要避免久居阴寒潮湿的环境，经常在阳光下活动，注意卧室的光照和通风，保持被子与床垫干燥温暖。出汗后应当及时更换内衣，以预防寒湿影响经脉之气的运行。如有条件，可进行蒸汽浴，通过出汗祛除寒湿之邪。心脏功能欠佳或年老体弱者，应掌握蒸汽浴时间，或在医师指导下进行。日常食品可以参考卷末附录一之（8）寒湿、寒痰类；（10）食积类。

2.6 黄腻苔

提要： *两图为同一患者的动态舌象变化。患病初起舌苔黄厚腻，属于湿热证。经过治疗后，厚腻苔退去，舌面上又生出薄白新苔，称为苔化，提示病邪已退，正气渐复。*

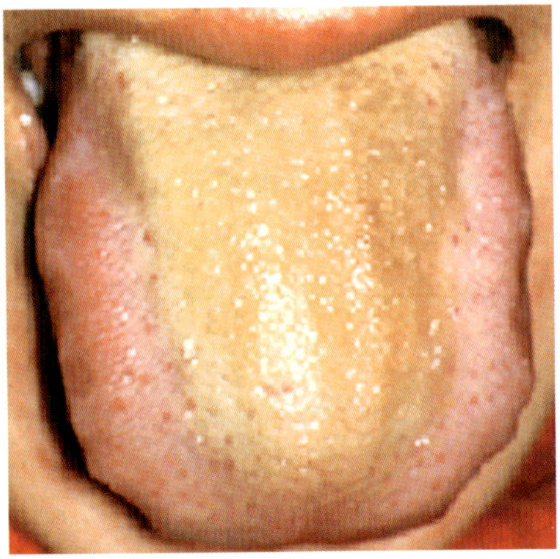

图 25-1　黄腻苔

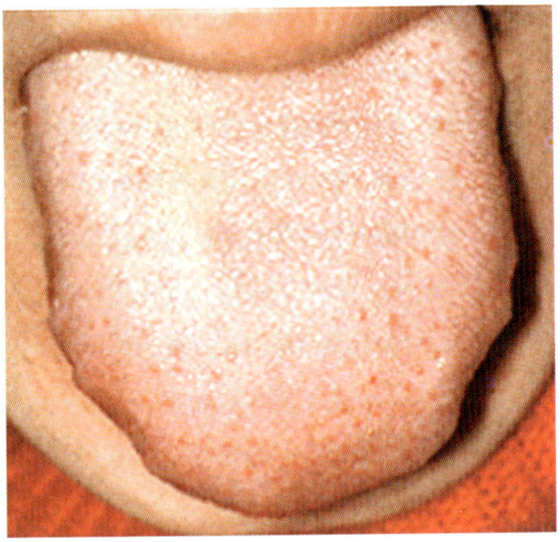

图 25-2　黄腻苔化

舌象所见和病理意义

图 25-1 所示：舌体稍胖大，舌边有齿痕，舌色偏红，舌苔黄厚，苔质致密细腻板滞，不易揩去，为典型的黄厚腻苔。图 25-2 所示：舌色淡红，舌面丝状乳头分布均匀，呈薄白苔。

舌苔黄腻是机体在急性感染时，由于发热等炎性刺激，激发了免疫、循环和代谢功能亢进，出现黏膜水肿、充血。丝状乳头伸长，分支增多，角化迟缓，形成镶嵌结构，代谢产物、炎性分泌物、脱落细胞等沉积于舌苔，以及舌上大量产色细菌生长，形成了黄色厚腻牢着的舌苔。苔质越厚，提示病邪越重，属于湿热交阻之证。经过清热利湿佐以芳香化浊的治疗，病邪渐退，湿热渐清，厚腻苔亦随之逐渐化去，脾胃功能恢复正常，正常薄白苔得以新生。由此可见，观察舌象还需要观察舌象的动态变化。舌苔由厚变薄，提示病邪渐退，病情由重转轻；苔色由黄变白，提示热邪已退，发热症状亦在好转。因此，观察舌象的动态变化，对判断疾病性质、推测病情的预后是很有意义的。

辨证和治疗

黄腻苔是湿热交阻的征象。临床常见身热起伏缠绵日久，汗出热不退，头胀如裹，胸闷纳呆，四肢困重，小便黄而混浊，大便不爽等症状，中医称之为湿温病。由于湿邪黏腻难化，一般以清热利湿和芳香化浊合用，可选用甘露消毒丹（汤）合黄连解毒汤为基本方加减治疗。脏腑湿热证可以根据症状，辨明病位，随证选方。如发热，胸胁满痛或绞痛，呕逆苦水，黄疸，大便干结，为肝胆湿热（急性胆囊炎、胆石症），可选用大柴胡汤合黄连解毒汤加减。尿频、尿急、排尿刺痛，尿液色黄混浊或血尿，下腹部胀痛，甚则寒热起伏，为膀胱湿热（尿路感染），可选用黄连解毒汤合八正散加减。发热，腹痛腹泻，便下黏冻脓血，里急后重为大肠湿热（痢疾、急性肠炎），可选用白头翁汤、香连丸。如症状缓解，舌苔黄色已退，腻苔未化可用温胆汤合平胃散加减。如舌苔化薄，食欲尚未恢复正常，可用藿香正气散化湿醒脾，或用香砂六君子汤健脾和中。

生活指导

患者舌苔黄厚腻，大多病程较长，可兼见身热不退，汗出不爽而黏，肢体困重，胸闷厌食，口气重浊，大小便失常等症状。生活护理非常重要。如勤擦身，多漱口，保持口腔、皮肤清洁，防止皮肤发疹或口腔感染。同时要保持大小便通畅，使湿热邪毒及时排出体外，减少对胃肠的刺激和毒素的再吸收，有利于消化功能恢复。由于病程长，体能消耗大，饮食量少，所以，除了补充水分、糖分和无机盐类外，需要大量维生素 C 和 B 族维生素，有助于增加免疫功能，改善肠胃功能。并要注意饮食调养，在食欲不振时，以汤饮为主。待病情好转后，逐步改为半流汁或软食。发热期间，总以清淡素食为宜。中医学认为甘甜助湿，煎炸炙烤助热，油腻（动物脂肪）、厚味（滋腻）食品呆胃，可导致湿热邪毒留恋，病情缠绵不愈，甚则病情反复。清淡的食品可减轻消化道负担，避免代谢紊乱，因此在湿热证的治疗期，“忌口”是有意义的。待病情好转，进入恢复期，宜以粥为主食，以“粥”为载体，根据病情康复的需要，加入各种药物或保健食品，达到康复养生的目的。湿邪未清，食欲不振，可加少量薏苡仁、红枣调味。余热未清，口干尿少色黄，可加绿豆、百合、红枣调味。心烦少寐，加莲子、百合。腻苔已化，体力匮乏，可加瘦肉末、蛋花、皮蛋和菜末等。若遇胃肠功能非常薄弱，食入泛恶，食后泻下稀便，属虚不受谷，可用炒米粥（将米炒黄后煮粥）加姜汁数滴，有养胃止吐之功。日常食品可参考卷末附录一之（7）湿热、痰热类、（10）食积类。

2.7　白滑苔

提要： *舌面敷布一层薄白而滑润的舌苔，伸舌时口水欲滴，是痰饮水湿内阻的征象。*

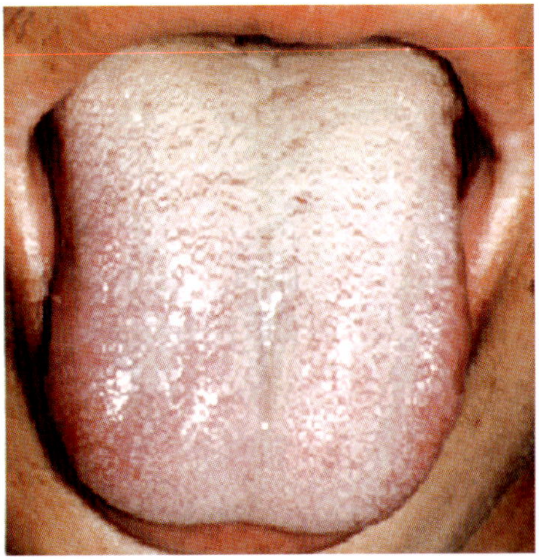

图 26　白滑苔

舌象所见和病理意义

图 26 所示：舌体较正常舌增厚，舌色紫暗，舌面上有一层薄白而滑润的舌苔，苔上水分很多，扪之湿而滑利，甚则伸舌时涎液欲滴，舌根部腻苔。

滑苔是饮邪内停的征象。饮邪与湿、痰一样，都是水液代谢异常而产生的病理性代谢产物。这类物质，潴留于体内，又可引发新的疾病。因此，是一种内源性的致病因素（邪）。质地清稀的称为饮（水毒），黏稠者称为痰。临床上将这类疾病通称为痰饮病。如皮肤水肿，按之凹陷不起，小便短少者称为溢饮；咳嗽痰多，影响肺的呼吸功能者，称为支饮；胃肠黏膜水肿，消化功能减退，肠鸣漉漉有声者，称为痰饮（古代的病名）等。其共同的病理特征为水液代谢异常，体内组织中水液停滞过多，亦造成舌黏膜水肿和舌表面黏液增多而出现滑苔。舌色紫暗是血流速度变慢，血液含氧不足，组织缺氧所致。

辨证和治疗

“饮”主要由外感寒邪、或过食生冷，损伤脾胃的运化功能（阳气），使水液代谢失常，过多的水液和废物停留在体内而产生的。所以，治疗饮病的原则是用温热的药物，驱除寒邪，振奋阳气，使水液代谢功能恢复正常。代表处方为苓桂术甘汤，有温阳健脾，利水化饮的功效。如患者受到冷风即鼻流清涕，频频喷嚏，咳喘痰涎清稀，甚则呼吸困难，喉间有水鸡声（哮鸣音），常合小青龙汤。如消化力减退，脘腹部痞胀，食后加甚，肠间漉漉有声，饮汤水后加甚，伴全身乏力者，可合黄芪建中汤或补中益气汤，温中健脾，益气升阳，有助于恢复消化系统的正常生理功能。如皮下水肿，常随体位而转移，久卧面部浮肿、眼睑如卧蚕，久立下肢水肿，按之如泥，久行手足皮肤光亮发胀等，多配合五苓散、五皮饮治疗。如全身或下肢浮肿，伴心悸，动辄胸闷气短者，为水气凌心（心力衰竭，循环功能受损），常以真武汤合用黄芪防己汤加减。舌紫暗、舌下络脉曲张，瘀血症状明显者，加用活血化瘀药丹参饮等。

生活指导

滑苔属寒性体质的舌象之一，体内阳气虚弱，温煦和推动功能低下，水液代谢失常，体内有过多的废液积聚，进而影响各脏腑的生理功能。如容易感受寒邪而见呼吸、消化系统的疾病。影响循环功能时，还会出现瘀血症状。体内阳气不足，温煦肢体能力减退，所以特别怕冷。因此，虚寒体质的人群，特别要注意保暖。例如，素有哮喘或过敏性鼻炎的患者，冬、夏季节均易发作。这是因为除了冬季寒冷气候因素影响外，夏季的空调和过量的冷饮，对虚寒体质人群也是一种外寒，可成为疾病的诱发因素。冬季应多晒太阳，取自然界的阳气补身体阳气之不足。经常参加体育活动，选择适合自身条件的锻炼方法，增加机体抵抗力，改善体质，预防疾病发生。对消化功能不良，脾胃虚寒的病人，应注意饮食温暖，少食生冷菜肴，和冷藏瓜果。必要时可以适当加温，如吃水果之前，可先将水果放在微波炉加温一分钟左右，既温和暖胃，又无损美味。此外，要注意脘腹与背部的保暖，如民间惯用的肚兜、马甲，在气温易变的季节，有很好的保温作用，并能提高消化酶的活性，促进营养物质消化吸收。对先天不足者，常服金匮肾气丸，可以温补肾阳，改善体质。日常食品可参考卷末附录一之（4）阳虚类、（8）寒湿、寒痰类。

2.8 黄燥、黄糙苔

提要： *舌苔黄，中根部厚，苔质干燥粗糙而有裂纹，是热盛伤津，津液枯槁的征象。*

舌象所见和病理意义

舌红干燥多裂纹，舌苔黄，舌中根部舌苔呈黄褐色，苔质干燥开裂，如干枯的树皮一样，称黄燥苔（见图 27-1）。舌苔干燥而粗糙，扪之挫手，又称糙苔（见图 27-2）。

黄燥舌多见于脏腑热病的急性期，如肠梗阻、胆囊炎、胆石症、化脓性阑尾炎、腹膜炎等多种急腹症患者，大多由于消化道

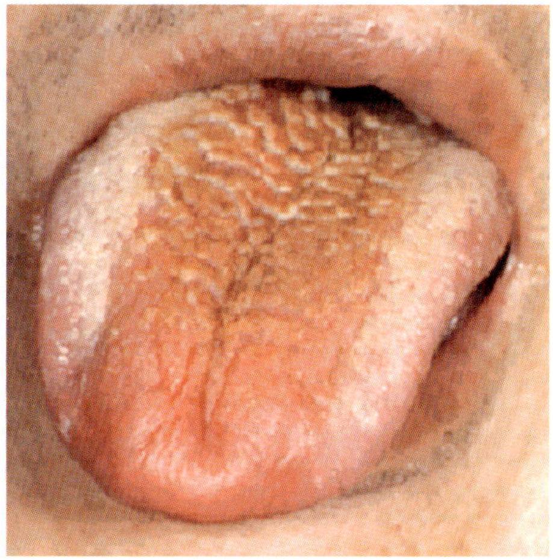

图 27-1　黄燥苔

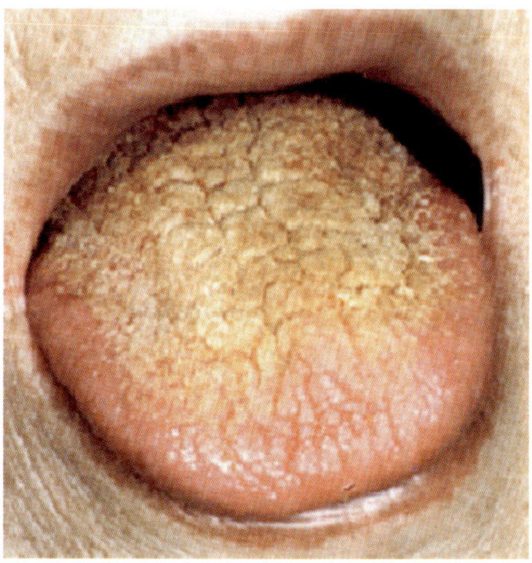

图 27-2　黄糙苔

机械性梗阻，或细菌感染，导致持续高热、体液大量耗损，使全身水液和电解质紊乱，舌黏膜生长受到影响，舌丝状乳头生长和角化异常亢进，代谢产物和炎性分泌物沉积，细菌大量繁殖，使舌苔增厚变黄。由于体液大量消耗，补充不足，使舌黏膜组织缺乏水分和营养，而致部分丝状乳头生长不良，出现干燥裂纹。舌体干红裂纹亦是由于炎症充血和水分、营养、维生素严重缺乏，引起舌黏膜组织损伤断裂所致。以上的病理特征，中医概括为热盛伤津。

辨证和治疗

黄燥苔、红舌，主要反映了脏腑积热，或外邪化热入里，热盛伤津的病理变化。现代医学多种急腹症常出现这种舌象特征。临床治疗一般采用清热通便的方法，尽快清泄体内热毒。热邪进入体内，侵犯不同脏腑，可形成不同的疾病。如高热不退，伴有腹部胀痛拒按，大便秘结等，是热结阳明（胃肠道热毒与燥屎互结），常用大承气汤为基本方治疗，可奏“急下存阴”和“釜底抽薪”之奇效。即用苦寒通泻之剂，尽快清除脏腑内积滞的热毒和燥屎，可以起到解毒消炎退热作用，使体温下降，减少体液的消耗。如急性肠梗阻腹痛、高热、呕吐、便秘，可用大承气汤内服和灌肠同用，临床疗效较好，有些患者用此法可免于手术，目前许多医院已将此治法作为常规方法推广应用。素有便秘，阴液不足者，还可加用增液汤，滋润肠道，帮助通便，有“增水行舟”之功。若高热伴胸胁胀满，心烦喜呕，胁痛掣背者，病变多在肝胆，常选大柴胡汤为主加减运用，清除肝胆热毒，排泄砂石污垢。此外，肠道梗阻者，也可用甘遂通结汤灌肠，在增加肠蠕动的同时，能软化硬结的粪块，有良好的清肠作用。

生活指导

热盛伤津的病情，多出现于二种情况，一是由于急性热病未能及时控制，热毒深入脏腑，与肠道有形之邪交结而致。二是平素体质偏热，经常口干舌燥、大便干燥。一旦感受外邪，每多从阳化热，津液损伤，出现汗少、尿少、便秘尤甚，热毒不易清泄，造成热盛→伤津→排便更困难而热不退的恶性循环。对于这类人群平时应通过调整食物结构，改善内热体质。发热期多饮水分、维持水盐代谢平衡，补充大量维生素和微量元素，增强机体抗病能力。对未发病者，应养成良好习惯，保持大便通畅，使体内毒素和垃圾及时排出体外。如自行排便有困难，一般不宜经常使用甘油或开塞露灌肠，以免药液反复刺激直肠黏膜，使便秘症状加重。对于已出现高热，而大便二三日不解者，建议采用温水灌肠。具体方法：准备一付洗净的玻璃灌肠器，温开水 300～

500毫升，温度控制在与体温基本一致。灌肠时患者侧卧，推进温水速度不要太快，灌肠后嘱咐患者稍作肛门收缩，使温水尽量深入肠腔上部，可以排出更多的粪便。此法对退热有明显效果。作者曾与一老中医同事多年，得知他每晚必用温水灌肠一次。至90岁仍面色红润，思维敏捷，饮食如常。据他介绍，每遇发热性疾病患者，只要有便秘，必用通便药，有助于退热。正常人群中便秘者甚多，粪毒素可损伤大脑功能、消化功能、造血功能以及引起皮肤色素沉着等。说明及时排除粪便对健康的重要性。此外，清晨空腹饮用适量淡盐水或白开水，并配合按摩腹部，也有帮助通便的作用，持之以恒，必有良效。在饮食方面要多吃蔬菜、瓜果，减少油腻、香燥、辛辣之品，预防内热积聚。日常食品可参考卷末附录一之（3）阴虚类、（6）实热类。

2.9 灰苔

提要： *舌苔灰色，是由白苔或黄苔向黑苔转化的中间状态，大多出现在慢性病，或病程较长的患者。灰白苔是寒湿或湿浊困阻；灰黄苔而干燥，提示郁热伤津。*

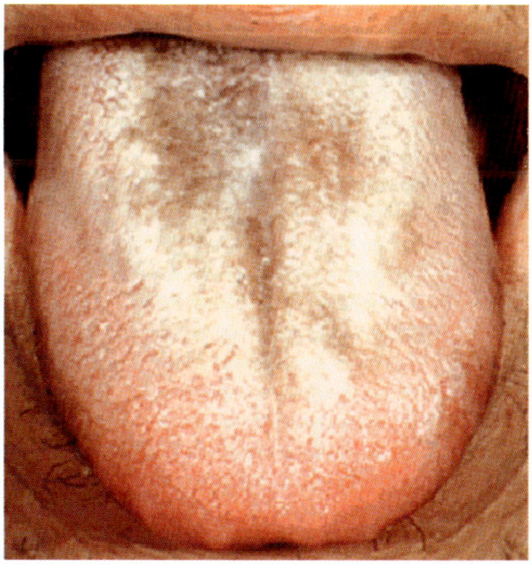

图28-1 灰白苔

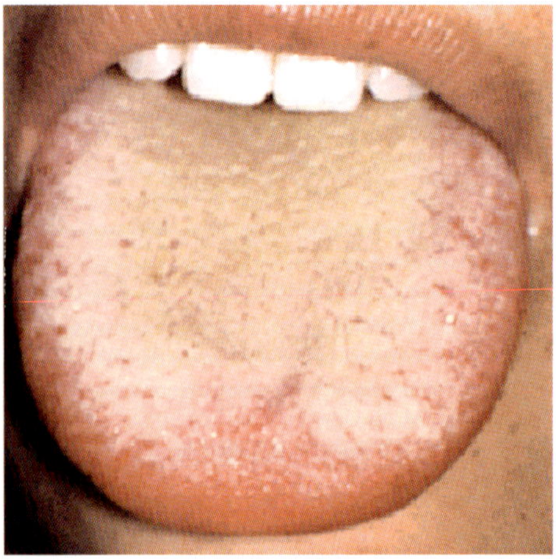

图 28-2　灰黄苔

舌象所见和病理意义

图 28-1 所示：舌苔白腻部分转为灰色，舌色偏淡，舌边齿痕，舌质不干燥，提示阳气不足，湿浊停滞日久不化。图 28-2 所示：舌色红，舌尖蕈状乳头粗大，舌面少津，舌根部舌苔灰黄而干燥。

舌苔灰色是由白苔或黄苔向黑苔变化的中间状态，大多出现在病程迁延日久或慢性病患者。如外感病，邪热日久不清，外邪与湿浊交阻时多见，提示病情夹杂、病邪难化。或由肝郁气滞，肝气犯胃，肝胃不和、或肝脾失调（自主神经紊乱，影响内脏功能），出现胃肠道消化功能紊乱，肠道菌群失去平衡，亦可出现灰苔。灰苔与白苔并见为灰白苔，多以内脏功能减退，湿浊内阻为主要病理特征，病程较长。可见脘腹胀闷，纳呆，肢体困重，口淡不渴等偏寒性的症状。灰苔与黄苔并见为灰黄苔，多以内脏郁热为主要病理特征。可见口干口苦、便秘、烦躁发热等热性病症状。舌苔灰黄而干，提示郁热伤津，舌黏膜失于滋润。舌红少津，亦是热伤津液的表现。

辨证和治疗

灰苔多见于病程长的慢性病，如慢性胃炎、胃十二指肠溃疡、慢性肝炎、梅核气、神经性厌食症等。常伴有上腹部痞胀、隐痛或灼痛，嗳气或泛恶，大便干结或溏泻等症状。如外邪不清，湿浊内阻引起的脾胃不和，消化功能异常，舌苔灰白者，可选用小柴胡汤合平胃散为基本方。由情志不悦而引起的内脏功能紊乱，可用逍遥散为基本方随症加减。郁热甚者加丹皮、山栀，闷胀甚者合四逆散，心烦失眠者，合酸枣仁汤。咽喉有异物感，吞之不下，吐之不出，饮食无妨者（梅核气），用半夏厚朴汤合甘麦大枣汤。胃脘部隐痛、有灼热感，口干，嗳气、胃酸不多者，为胃阴不足，宜用麦门冬汤养阴生津、和胃降气。便秘腹胀者用调胃承气汤通便清腑。长期服用抗抑郁的镇静类药物，也会出现灰腻苔，一般在停药后可自行消退。

生活指导

消化系统功能紊乱，或病程迁延难愈，很大程度上受机体内环境失调的影响。如长期的精神紧张、心情抑郁或体力疲劳得不到调整，可以引起交感神经过度兴奋，神经体液分泌失常，导致消化系统功能紊乱，出现心烦失眠，味觉异常，消化不良，消化道胀气等症状，日久易患消化道溃疡，胃肠功能紊乱，或肝胆慢性疾病，或胃肠神经官能症等。中医学认为："怒伤肝，悲胜怒；喜伤心，恐胜喜；思伤脾，怒胜思；忧伤肺，喜胜忧；恐伤肾，思胜恐"。一方面提出任何过度的精神负担均可影响内脏的正常功能，导致器质性病变的发生；另一方面指出可以用"以情制情"的方法调整情志的偏颇，消除不良的刺激，防止疾病发生。所以，调整精神状态，是养生保健的重要方面。尤其处于焦头烂额的困境时，更要鼓足勇气，冷静思考，善于在逆境中调整心态，避免精神刺激引发的脏腑组织损伤。实在不能摆脱心理负担，可求助于心理医生的帮助，使自己尽快调整心态，保持健康的体魄。同时要注意生活有规律，饮食有节制，以清淡为主，少食辛热、咸辣等刺激性食品。远离烟酒，因为嗜烟酒者，大多会内生痰湿郁热，日久也会出现灰苔。要多饮茶水，保持二便通畅。日常食品参考卷末附录一之（7）湿热、痰热类、（8）寒湿类、（9）气滞血瘀类。

2.10 黑苔

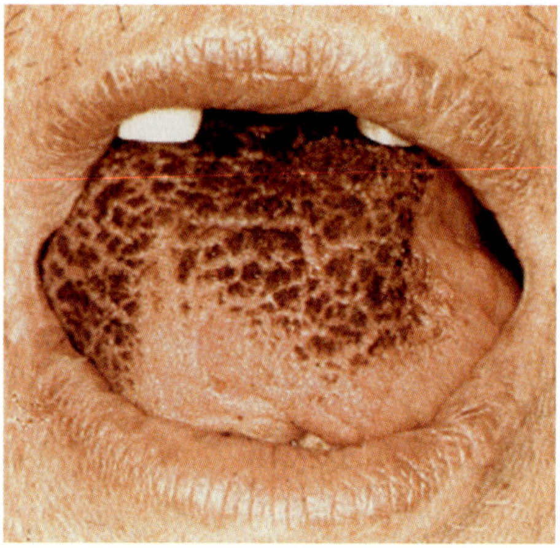

图 29-1 黑燥苔

图 29-2 黑腻苔

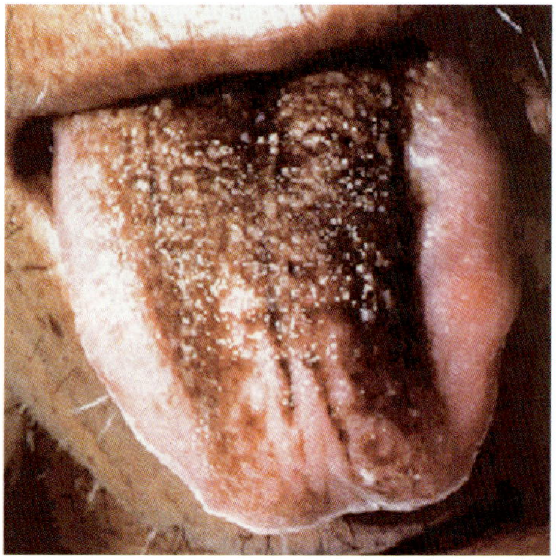

提要： 舌苔色黑是重病的征象。苔黑而干燥者，是由热毒极盛，阴液耗竭；苔黑而湿润，或黑腻，为湿浊困阻，里寒日久不解的病理现象。

舌象所见和病理意义

图 29-1 所示：舌体萎软短缩，舌色枯白无华，舌苔黑而燥

裂，舌根部黑苔长如黑毛。图 29-2 所示：舌两边有少许白腻苔，舌中已转为黑腻，苔质不干，舌质淡红，舌边有齿痕。

黑苔形成的原因，多由于感染、高热、毒素刺激等因素，使舌黏膜的丝状乳头增生过盛，角质突起伸长，出现黑色的角质细胞，舌面有大量细菌或霉菌生长，还有坏死的黏膜细胞分解产生硫化氢类物质，与含铁的血红素或微生物结合，生成黑色的硫化铁，沉积于舌苔，使苔色变黑。因此，黑苔出现于病程长、病情严重的阶段，是重病的征象。此外，亦有受食物和药物染苔的影响。如进食乌梅、橄榄等食品使苔色染黑，服抗生素时间长，或服抗原虫类药物，如灭滴灵之类药物，亦可出现黑苔，停药后黑苔可自行退去。

舌苔干黑而燥裂，为毒深热盛，津液极度消耗的病理状态。由于全身气血两伤，故舌质枯白。舌苔由白腻转为黑腻而润，多为外感湿浊之邪，或痰湿郁久的病理征象。由此可见，黑苔总是出现在病程较长，虚实夹杂，病情复杂的阶段。

辨证和治疗

黑苔的出现，一般提示病情的复杂性和严重性，病情夹杂，治疗较为棘手。根据中医辨证的基本法则，观察苔质的干湿度是辨病证性质的重点之一。黑苔干燥者，为热邪炽盛伤津；黑苔湿润者多由感受寒湿或湿浊，病久不愈。同时要观察舌体的红淡老嫩，辨别体质的寒热虚实。舌质淡嫩萎软，属气血虚证；舌质干红苍老，属实热证。图 29-1 病例是一位胃癌晚期病人的舌象。舌淡短缩，舌苔干黑，伴高热不退、口臭、便秘及全身衰竭症状，为热毒深重，气血两虚，热盛津涸的严重阶段。选用清营汤合人参白虎汤，清热凉血并用，配合支持疗法。图 29-2 舌嫩淡红，舌苔黑腻不干，伴身热起伏，胸闷、口黏纳呆，大便不畅、小便黄浊，此为湿热久郁之证，湿重于热，用蒿芩清胆汤合甘露消毒饮，化湿清热并治。如舌色不红，舌苔黑而湿润，苔色黑白相间，可加用平胃散。如受抗生素治疗影响而致者，先停服抗生素，佐以平胃散、保和丸等，使胃肠功能恢复正常，黑苔能逐渐消退。

生活指导

舌苔的颜色受多种因素影响，除与机体的消化功能、营养代谢、病菌感染关联外，与口腔卫生亦有密切关系。尤其对感染性疾病，或病程长、体质差的病人，必须倍加关注口腔护理。当舌面上苔质逐渐密布，部分有色菌株或霉菌生长，可以使舌苔出现黄、灰、黑、绿或梅酱等色。所以，在全身治疗的同时，应注意口腔清洁，可用青黛散喷涂、或用野蔷薇花、根煎汁清洗口腔，均有抑制霉菌和杂菌生长的作用。

另一方面要注意全身营养的补充，尤其要补充以维生素 C 为主的多种维生素，增强机体的抗病力，促进舌黏膜和脏腑组织的修复。甘甜、厚味、油腻的食品容易助湿生热，病邪不易清除，又增加胃肠负担，在病邪尚未清除前，不宜过早进食这类高热量又不易消化的食品。选择清淡、素净、松软的食品，容易被消化吸收，使体力逐步恢复。日常食品可参考卷末附录一之（6）实热类、（7）湿热、痰热类、（8）寒湿、寒痰类。

2.11 白霉苔

提要： *舌面上有雪片或糜粥样白点敷布，犹如白苔，擦之易去，旋即复生，是霉菌感染的征象。*

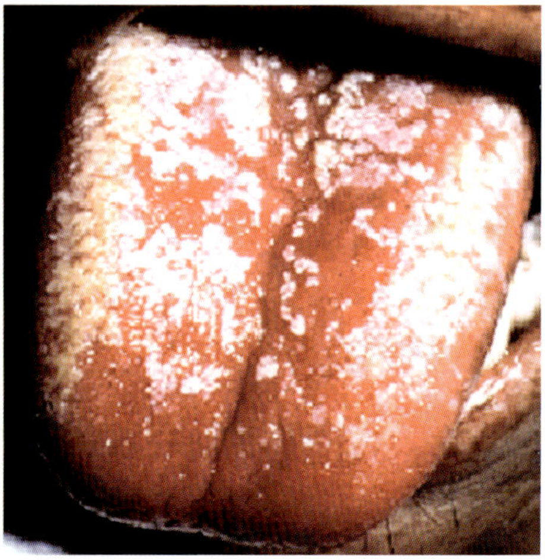

图 30-1 白霉苔

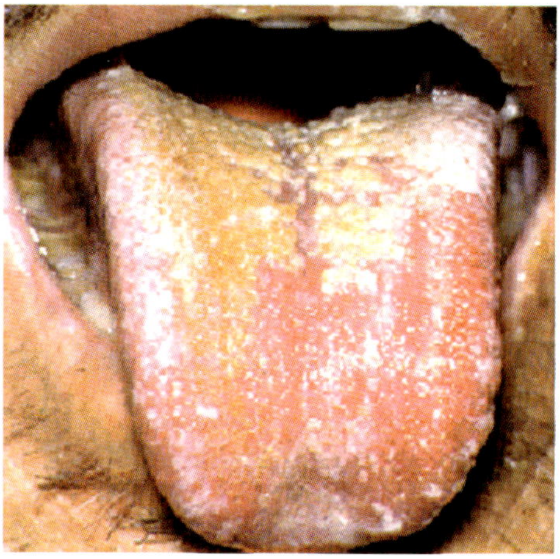
图 30-2　白霉苔

舌象所见和病理意义

舌色偏红，舌黏膜上开始出现白色糜点，可逐渐蔓延成片，波及整个舌面、舌下，以及口腔黏膜、咽喉、食管等部位。揩之即去，旋即复生。古代亦称“霉腐苔”，但并非真正的舌苔，而是由霉菌生长所致。

这种舌象多见于病情迁延日久，机体免疫功能极度衰弱的情况。也可见于感染性疾病，长期使用大剂量广谱抗生素，或抗生素与激素长期并用的情况下，口腔及体内的菌群紊乱，致病菌虽被抑制，而通常情况下非致病的真菌迅速繁殖，引起舌黏膜及口腔黏膜霉菌感染并迅速蔓延。因此，白霉苔的出现，提示“邪盛正虚”，即病情严重、抗病能力不足的病理状态。体质较差的老人或幼儿，肺部感染后期，肿瘤手术、放疗、化疗后的患者容易出现这种舌象。

图 30-1 显示舌色红，提示内热伤阴或阴虚火旺的体质，又有湿热秽浊之邪侵害机体。图 30-2 显示舌质淡嫩，提示气虚或气血两虚，湿热秽浊之邪泛滥。

辨证和治疗

白霉苔是由霉菌感染所致。中医辨证为气阴大伤，湿热秽浊之邪泛滥。在机体免疫功能极度衰弱的情况下，霉菌的感染可以迅速蔓延到全身黏膜及脏腑组织。因此，要及时处理，防止引起严重的霉菌感染性疾病，如肺部和胃肠道感染引起的肺炎、胃肠炎等。当口腔霉菌感染初期，见舌苔上出现霉点时，应及时停用抗生素，并内服养阴生津加芳香化湿、清热解毒的中药。可选用增液汤加野蔷薇花、藿香、青黛等。同时可用野蔷薇花及根煎汁，或绿茶浓汁漱口，有很好的治疗作用。如果霉菌感染广泛蔓延，累及消化道，可出现腹泻。侵袭肺部引起肺炎、支气管炎，出现高热、呼吸急迫、咳嗽多痰。侵犯脑膜引起脑炎，出现高热、昏迷等非常重笃的症状。治疗上可以中西医药结合，及时用抑制霉菌的药物，并配合益气养阴的中药，优势互补，提高疗效。中药可选用增液汤加西洋参。出现神志昏糊者，加用神犀丹、紫雪、安宫牛黄丸、醒脑静等，有清热、解毒、开窍的功效。“扶正”和“祛邪”是中医治疗疾病的二大原则，两者有相辅相成之功。在控制霉菌感染的治疗中，还可加用扶正药物，如人参、黄芪、白术、牛膝等，使疗效更好。

生活指导

霉菌感染的原因很多，主要在机体免疫功能极度衰弱情况下容易发生。如多种抗生素长时间合用，体内尤其肠道的菌群紊乱；长期使用免疫抑制剂，人体免疫功能损伤，导致霉菌生长；以及口腔护理不当等。白霉苔应以预防为主，不论什么疾病，在患病期应保持口腔清洁，对昏迷患者的口腔清洁工作尤为重要。当大量抗感染药物并用时，需经常观察舌象，如稍有霉点出现，及时用浓茶水，或野蔷薇花及根，煎汁漱口，或用纱布蘸淡盐水清洁口腔，消除霉点（或白色斑片），及时控制其蔓延。

同时要维持机体正常的水盐代谢平衡，必须补充水液、无机盐类、维生素和微量元素。维生素 B 、C 是促进机体营养代谢、增加免疫功能，提高黏膜组织修复能力的重要物质。在热性病过程中容易大量损耗津液，必须及时补充。早产婴儿及年老体弱者，必要时，在医生指导下，补充人血白蛋白、丙种球蛋白，增强机体的免疫功能。病情稳定后，可频频饮用西洋参汤、或用石斛煎汤饮用，都可以增强免疫功能，抑制霉菌生长。此外，还要注意调整饮食结构，应多食新鲜的绿色时令蔬菜和瓜果汁，其中含有丰富的维生素及其他人体所需的营养物质。日常食品可参考卷末附录一之（1）气虚类、（3）阴虚类、（7）湿热、痰热类。

2.12 腻苔中剥

图 31 腻苔中剥

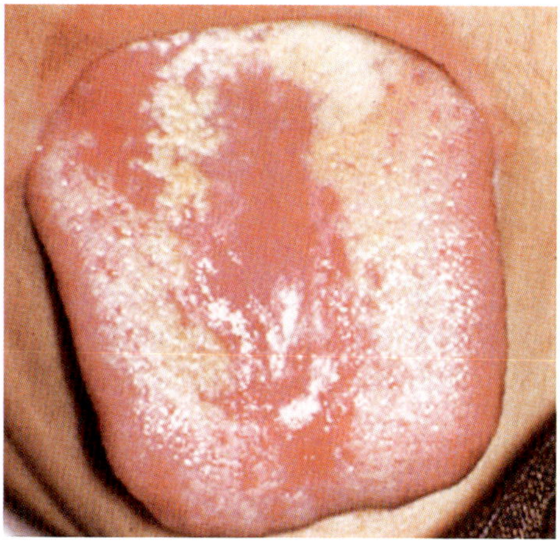

提要： *舌苔黄白厚腻，舌中部舌苔剥落，剥落处舌底光滑无苔，舌色偏红。此为湿邪困阻，脾胃气阴两伤的病理变化。*

舌象所见和病理意义

图 31 所示：舌体如常，舌苔黄白厚腻，舌中部舌苔剥落，露出红色舌质，这部分舌面比较干燥，局部黏膜丝状乳头已经萎缩，舌苔无以敷布。

这种舌象常出现在体内痰湿困阻，日久不化而渐渐化热，同时又有胃气、胃阴两伤的患者。如临床上多见于慢性萎缩性胃炎，长期服用温燥芳香药物导致胃阴耗损，或老年慢性支气管炎病程较长，反复发作，胃气大伤，或慢性风湿性关节炎患者，长期使用抗风湿药或解热镇痛药，使胃阴受伤，出现口干、食欲减退等症状。其他各种慢性消耗性疾病，因长期疾病损伤，造成机体营养不良，也可使舌黏膜萎缩而舌苔逐渐剥落。此外，消化道疾病手术后，在病人禁食期间亦常可见。总之，这种舌象反映了机体有湿邪内阻、气阴两虚的病理变化。

辨证和治疗

白厚腻苔是痰饮、水湿停留于体内的实证征象，而剥苔是气阴受损的虚证表现。对于虚实夹杂的病变，治疗比较困难。因为继续用温燥药物祛邪，会使胃阴更伤，元气难以恢复。但是单纯使用益气养阴的药物又会助湿呆胃，虚不受补，病情缠绵难愈。所以，必须结合其他临床表现辨别病变的轻重缓急，选用祛湿而不伤阴，养胃而不助湿的方药。如三仁汤与麦门冬汤配合运用，取前者淡渗利湿而不伤阴，后者清养脾胃气阴，使消化液增加，水谷熟腐加快，运化功能加强，食欲增进，全身营养得以改善，厚腻舌苔可随之化薄。在调整脾胃功能的前提下，风湿病者可配用活血通络，祛风蠲痹的独活寄生汤随证加减。对于手术后病人，必须按术后医嘱补充营养，控制感染。在逐步恢复胃肠功能的情况下，给予化湿和中之剂，如温胆汤加味，帮助患者康复。

生活指导

对湿邪重而脾胃虚的病人，保护和增强脾胃功能是十分重要的。因为脾胃为后天之本，吸收传送营养和输出新陈代谢产生的废物，都要依靠脾胃。首先要避免甘甜、厚味、油腻等食品，造成消化不良反而增加脾胃负担。以清淡松软的食品为宜，如烹调鱼肉类食品，清煮比红烧更合适。经常进食红枣米仁汤（粥）、山药红枣粥等。消化功能逐步改善后，可经常吃些黄牛肉汤（去油），有补益脾胃的功效。

“粥”是脾胃虚弱者最好的食品，容易消化吸收，有清养补益的功效，并可根据各人不同的病情，配置各种有益的食品。如赤豆苡仁粥可以健脾化湿利水，百合红枣粥可以养阴生津健脾补肺，绿豆糯米粥可以清热解毒、健脾和中等。痰湿较重的病人（舌苔厚腻），要保持大小便通畅，使湿浊之邪及时排出。但是通便不宜用泻药，因为攻泻药物最易损伤脾胃。可以多食蔬菜及其他粗纤维食品，增加肠道蠕动，促进排便。舌色红是伤阴的表现，还需补充水分、各种微量元素和多种维生素。在腻苔消除后，阴虚证患者会出现口干，饮水不能解渴，舌质干红，可服石斛茶、白木耳、新鲜果泥，能改善阴津不足的症状。此外，“昂立多邦”既可调节肠道功能，又可补充多种维生素，是较好的保健食品。日常食品可参考卷末附录一之（1）气虚类、（3）阴虚类、（8）寒湿、寒痰类。

2.13 类剥苔、地图舌

图 32-1 类剥苔

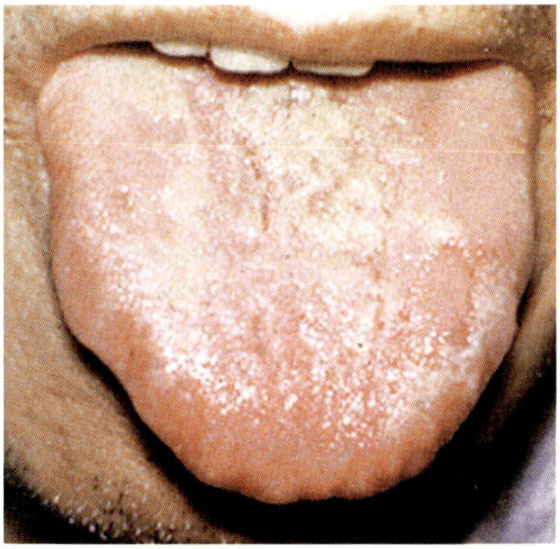

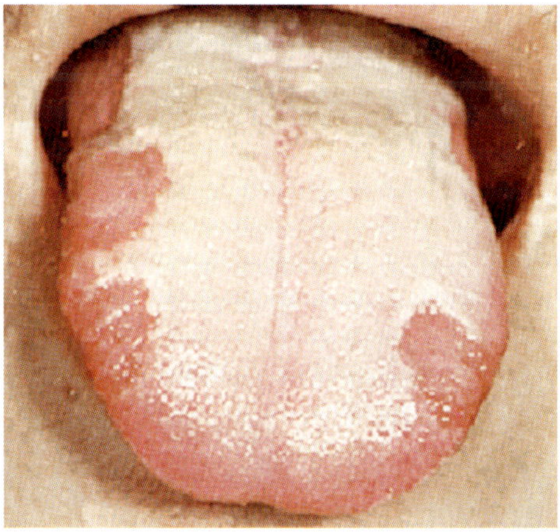

图 32-2 地图舌

提要：舌苔呈斑片状脱落，剥苔之处尚可见丝乳头生长，但比周围正常舌苔低矮，称类剥苔。若剥苔边缘清晰，稍有突起，剥苔部位时时转移，称为地图舌。类剥苔、地图舌均属于剥苔，提示气血不足、气阴两虚，或为过敏体质的舌象特征。

舌象所见和病理意义

图 32-1 所示：舌色比正常舌稍淡，舌前半薄白苔，舌中稍厚，舌面上多处舌苔剥落，形态不规则，剥苔处的舌底隐隐显露新生苔，与剥苔的舌底光滑无苔不同，故称类剥苔。图 32-2 所示：舌质红，舌苔薄黄，舌边有多处苔剥，蕈状乳头显露，剥苔边缘高突如框，形如地图，故称为地图舌。类剥苔易剥易续生，故形状多变。地图舌则以剥苔经常转移为特征。

地图舌与类剥苔均归属于剥苔。多见于儿童、久病体弱，或过敏体质。由于脾胃虚弱，消化功能减退，造成营养不良，同时又出现抵抗力差，容易感染发热，以及慢性病长期低热，或其他慢性消耗性疾病导致胃气损伤，津血（体液和营养物质）不足，所以舌苔部分剥落，舌质偏淡，属气血两虚。气血两虚的患者，脏腑生理功能减退，同时缺少各种腺体分泌物，蛋白质、维生素、微量元素、盐类等生长舌苔所需的物质，而且口腔酸碱度不稳定，影响舌黏膜丝状乳头生长，所以新苔难以续生。过敏体质者容易出现黏膜水肿，故舌苔边缘高突如框。舌中部苔增厚，是由脾胃功能减退，代谢产物增多等原因所致，中医称为“脾虚生湿”。

辨证和治疗

类剥舌和地图舌是气血两虚和气阴两虚的征象，多见于先天不足、后天失调的体弱儿童，重病久病者，气血津液损伤过多，以及胃肠消化不良，慢性腹泻，和容易发生过敏性疾病的患者。治疗原则是健脾胃，补气血，养津液。根据舌色淡白和舌色红绛的不同，在治疗上有以补气血为主和补气阴为主的区别。舌苔厚腻者，还需配合芳香化湿药物治疗。可分别选用四君子汤、八珍汤、生脉散（饮）、叶氏养胃汤为基本方。先天不足，生长迟缓，盗汗、头发稀疏的儿童，或成人精神困乏，长期低热、容易出汗者，可合用六味地黄丸。消化不良、慢性腹泻者加用参苓白术散。过敏体质，常发过敏性皮炎、鼻炎、或哮喘者，可以加防风、乌梅、甘草等抗过敏的药物。辛芩冲剂对过敏性鼻炎有较好的疗效。体虚易感冒者，可经常服用玉屏风散（口服液），对增加机体免疫功能，减少感冒，预防过敏性疾病发作均有帮助。近年来，有学者研究加用桂枝汤治疗地图舌，已收到明显的疗效。其原理是桂枝汤有改善舌微循环的作用，通过舌黏膜微循环提供更多的新鲜血液，促使丝状乳头恢复正常生长，使剥落的舌苔得到修复。

生活指导

舌苔生长不良，是全身营养不良和脾胃吸收功能减退的病理征象，应该针对这两点加以纠正。脾胃消化功能减退，消化吸收不良者，经常容易腹泻或便次增多、大便不成形。饮食以清淡容易消化吸收为宜。草鱼含丰富的蛋白质，钙、磷、铁、维生素A、B等舌苔生长必需的营养成分，同时有暖胃作用，适合体虚、食欲不振、食少者煮汤食用。蜂蜜能增强人体抗病能力，改善胃肠功能，治疗贫血，保肝，增强体力，是自古延用至今的营养品，对修复舌苔有益。下列食品均不宜：浓味滋腻难以消化吸收的食物，过于清凉苦寒的食品会抑制脾胃运化功能，辛辣之品因其性燥热而易伤阴液、生内热。对过敏体质（容易发风疹块、哮喘、过敏性鼻炎、婴儿期湿疹、过敏性结肠炎）的人群，不宜接触过敏源，如煤气、油漆、花粉、寒风、冷水以及容易引起过敏的食品，如海鲜、毛笋等（从饮食过敏史加以了解）。总之，要改善舌苔生长状况，必须首先改善体质，从补益脾胃，维护正常的消化功能和增加营养着手，保持人体各种理化反应所要求的内环境（酸碱度等）处于正常状态。时令鲜果含天地之精华，既能及时消除时邪侵害，又可随时充养人体的精气。烹调菜肴以清淡为宜，保持食物原汁原味，可保全其食疗的功效。日常饮食品选择，可参考卷末附录一：舌苔厚腻者，可参考（7）湿热、痰热类；舌淡苔薄者，可参考（1）气虚类、（2）血虚类、（5）精虚类；舌红绛者，可参考（3）阴虚类。

2.14 光剥淡舌

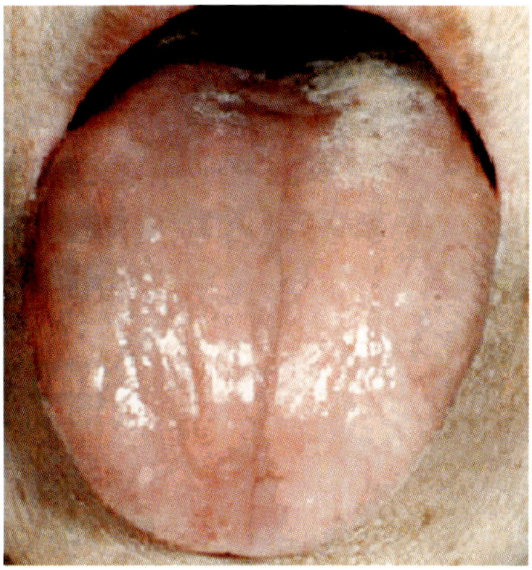

图 33 光剥淡舌

提要： *舌色淡白，舌黏膜变薄，乳头萎缩，舌苔大部剥落，舌面光滑似镜。提示胃气虚衰，气血两虚的病理变化。*

舌象所见和病理意义

图 33 所示：舌体大小如常，舌色淡白，舌黏膜变薄、透明度增高，丝状乳头萎缩，舌面光滑，舌正中沟两侧可见短浅裂纹，根部尚有少量浮腻苔残留。

舌色淡白、舌苔大部分剥落，多见于胃气虚弱，缺乏生发之气，属气血两虚证。如恶性肿瘤晚期，气血大量耗伤，化放疗后脾胃功能尚未恢复；长期慢性出血，如消化系统溃疡出血、痔疮出血、月经过多、肝硬化引起上消化道出血等疾病导致贫血；慢性结肠炎、肠功能紊乱，长期腹泻，导致营养吸收障碍；萎缩性胃炎、慢性胰腺炎等长期饮食衰少、营养不良。慢性肾炎、尿毒症，抑制造血系统功能等。由于机体营养状况极差，舌黏膜组织生长缺乏必须的营养，蕈状乳头萎缩，黏膜上皮变薄，透明度增加，尤其是丝状乳头的萎缩，使大部分舌苔剥落，舌面光亮如镜。当黏膜上皮萎缩，细胞坏死延伸至黏膜深层，可出现舌面裂纹。舌根部残存少量腻苔，提示下焦湿浊未清。

辨证和治疗

光剥淡白舌，是胃无生发之气，气血两虚的征象。舌面光剥更提示全身营养匮乏，脏腑气血功能衰弱的严重程度。治疗当以调补气血为主。中医认为“脾胃为气血生化之源”，所以，首先用健脾益气开胃的六君子汤为主方，使食欲恢复正常，消化吸收功能加强。待机体生理功能活跃、消化吸收能力提高后，续进调补气血的方药，才能收到预期效果。临床治疗气血两虚证，以补气为先行，为主导。这是因为“气能生血”、“气能摄血”，对慢性出血性疾病患者，有补血和止血两方面的效果。调补气血的常用方有：当归补血汤、八珍汤、十全大补汤等。如有慢性出血而致气血两虚者，用独参汤益气摄血，也可用归脾汤补气健脾补血止血，能较快地改善贫血、出血和全身衰弱情况。如果患慢性胃肠功能紊乱，长期不规则的腹痛、稀便，消化吸收不良，必须先调整胃肠功能，可选用痛泻要方合参苓白术散柔肝健脾，再用八珍汤调补气血。此外，由于血液再生功能障碍，或肿瘤放疗、化疗后造成的贫血和营养不良，光剥苔与全身气血虚衰症状均较严重，非单用草木之品可奏效，应当合用血肉有情之品，如鳖甲胶、龟鹿二仙膏、阿胶等以增强疗效。

生活指导

舌色淡白、舌苔光剥的患者，大多是由于慢性病造成的极度营养不良，属气血两虚的证候。又由于脾胃消化吸收功能减退，恢复健康需要相当的时间，治疗方药要随病情而循序渐进，不能急于求成而乱用补品。首先要改善脾胃的消化吸收功能，同时要考虑饮食结构的合理性。俗话说：“药补不如食补”，意思是说，虚证病人饮食营养的补充，比服药更为重要。人体受纳自然界赐予的五谷果蔬及其他营养食物，经过消化吸收，形成生命活动所必需的营养物质。中草药亦是吸收大自然精气而生成，但性味各不相同。所以，药补应由医者针对不同的病因，选择相适应的药物，纠正病体气血阴阳上的偏颇。而食品大多性味平和，气味甘淡，对人体有益无害。多病体弱者的饮食，尤其要注意各种营养的搭配和平衡。最宜以时令新鲜蔬菜为主，配入适量禽蛋鱼肉及奶类食品，尤应对大豆制品和奶类食品多加重视，其中含有舌苔生长所必需的蛋白质和多种营养物质，如豆浆、酸牛奶都是易消化而营养丰富的食品。动物肝脏含有丰富的铁质和红细胞生血因子，银耳能激活人体的造血功能，尤适合贫血者食用。饮食的烹调以清淡可口为宜，滋腻厚味、辛辣苦咸易呆胃伤脾，应尽量避免。

此外，要保持充分睡眠和良好的心态。久病者在体力尚可时，应经常下床散步，去户外呼吸新鲜空气，接受阳光和地气，有助舌苔生长和恢复健康。日常食品可参考卷末附录一之（1）气虚类、（2）血虚类、（5）精虚类。

2.15 镜面红舌

提要： *舌苔全部剥落，舌乳头萎缩，舌面光滑如镜，称镜面红舌。显示胃阴枯涸，气阴两虚，阴虚火旺的病理变化。*

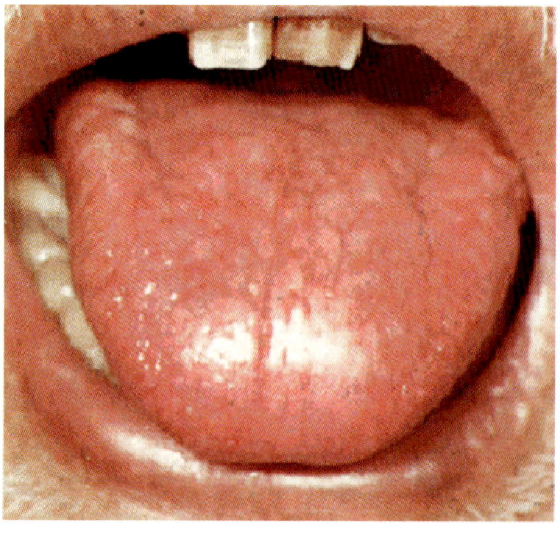

图 34 镜面红舌

舌象所见和病理意义

图 34 所示：舌体大小正常，舌色红，舌乳头萎缩，舌面出现浅短裂纹，舌边有局部碎裂，舌面光滑如镜，为镜面红舌。

镜面舌是剥苔中最严重的一种表现。中医学认为由胃阴枯涸，气阴两虚至极所致。机体内脏及全身各组织器官的营养，有赖于脾胃的消化、吸收，营养物质再通过脾的运化，输送到全身包括舌部。而这种功能状况正常与否，又能及时从舌象上反映出来，即所谓“舌为脾胃之外候”。正常舌苔是由胃气（消化功能）和胃阴（体液）上蒸于舌面而生成，当机体受到疾病或其他脏腑功能异常的影响，脾胃的消化吸收，营养代谢功能亦会发生异常或减退，致使组织生长必需的营养物质如水分、蛋白质、维生素、无机盐和微量元素严重缺乏，从而引起舌黏膜萎缩变薄，乳头退化，顶突平坦，部分损及黏膜深层，造成舌面裂纹。人体在发热状态下，微血管扩张，毛细血管丛增加，体内缺水而使血液浓缩，舌黏膜上皮变薄，透明度增加，故舌红特别明显，形成了红色镜面舌。

辨证和治疗

镜面舌是机体营养极度缺乏的征象，镜面红舌是阴虚火旺和气阴两虚之重症。临床上多见于外感急性热性病后期和慢性消耗性疾病后期。见此舌象，可知体质虚损已十分严重。对外感热性疾病而言，红绛镜面舌的出现，提示疾病处于正虚邪恋，余热不清，气阴两伤的阶段。对慢性消耗性疾病而言，说明体内营养已大量消耗，水、电解质平衡失调，体内有大量新陈代谢废物积聚。常见于高热持续较久，体液丧失过多，或癌症晚期低热不退，或结核病重症，或慢性萎缩性胃炎，肝硬化腹水晚期，或经常使用利尿剂体内电解质失衡，或肿瘤放射治疗后等。一方面表现为身体元气难以恢复，免疫功能极差，另一方面对营养吸收利用能力减退，出现食欲不振，甚至厌食、口干、饮不解渴等症状。中医治疗以益气养阴清虚热为总则。再结合不同病证的其他临床症状，辨别疾病的脏腑定位，并选择相应的处方。如热病之后，余热不清，口鼻干燥，伴干咳少痰，纳少便结等症状，此为肺胃气阴两虚，常用百合固金汤合参麦饮。口干喜冷饮，饮食少思，纳谷乏味，主要为脾胃气阴两虚，运化功能衰弱，宜选用参苓白术散合增液汤或叶氏养胃汤。病久不愈，口干明显者可以用西洋参茶、铁皮石斛炖汤饮用，配合中药治疗。

生活指导

镜面舌是全身虚弱的征象，特别是胃阴、胃气严重不足，水谷之气无以蒸化生成舌苔。机体处于“虚不受补”的状态。因此，调补不宜操之过急，宜细水长流，而且药补不如食补。病重期间，不宜使用过于滋补的药品和厚味食品，以防止食欲更加减退。饮食选用时令新鲜蔬菜水果为佳，烹调成鲜美而容易消化的菜肴、或榨取水果浆汁饮用。可选用含钾盐较丰富的食品如百合、绿茶、青橄榄、梨、西瓜。莴苣性凉含钾量高，能改善人体缺钾所致的红绛舌。研究还发现莴苣叶中含有多量菊糖类物质，有镇静和安眠功效，能改善阴虚火旺而致心烦失眠。B 族维生素有改善脾胃消化吸收营养的功能，赤豆、黑米即具有此功能，配以红枣熬汤煮粥皆宜。每天需要补充一定量的蛋白质、脂肪和糖类，增强机体免疫功能，加快组织修复。身体虚弱、食欲尚差时，最好多用菌类（多糖类）食品如香菇、蘑菇等，加少量肉类或海鲜类食品煲汤饮服，可以增加食欲。若再加上少量冬虫夏草、黄芪、党参、石斛之类，可成为美味的药膳。日常食品可参考卷末附录一之（1）气虚类、（2）阴虚类。

（三）以舌色特征分类

3.1 淡白舌

提要： *舌色比正常舌色淡，多提示气血虚或阳虚。*

舌象所见和病理意义

图 35 所示：舌色淡白，舌质稍嫩，舌面滋润，舌黏膜纹理

图 35　淡白舌

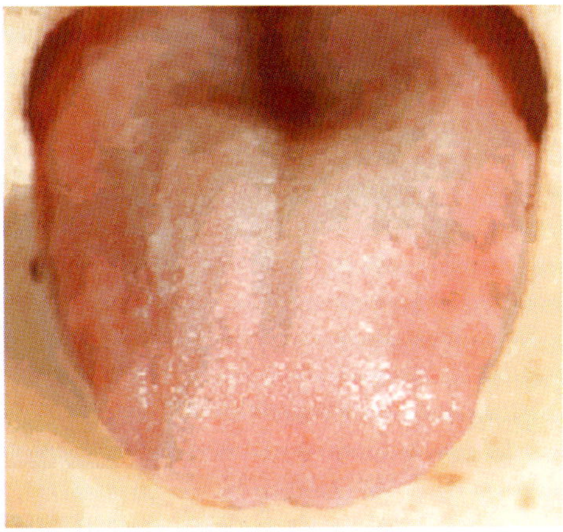

细腻，舌边有齿痕，舌苔薄白，属淡嫩舌。

淡白舌首先提示血虚。由于体内血红蛋白降低，血液稀释，所以舌黏膜的血色变淡，表现为舌色淡白。并伴有头晕、心慌、目眩、面色苍白等贫血症状。其次，气虚也可见淡白舌。因为气有推动血液运行的功能。中医学理论把向头面部输送营养的推动力，称为“升清”，气的升清功能减退，必然使头面部供血不足。所以，淡白舌与神疲乏力、健忘、动则出汗、发声无力等症同见，多为气虚所致。淡白舌亦出现在阳虚体质，由于阳气不足，体内水液运化迟缓，多余的水分停留在体内（亦有称水毒、水湿）不能及时排泄，使组织黏膜发生水肿，黏膜因水肿而增厚，透明度降低，血色不能显露，因而使舌体呈现胖嫩而色淡的特征。如果出现腰腿寒冷，下半身好像坐在冷水中一样的感觉，两足浮肿沉重，步履无力，中医辨证为肾阳虚证。此外，属于肾精虚亏的疾病（如再生障碍性贫血），亦是导致淡白舌的原因之一。

辨证和治疗

患者舌体淡白，体弱畏寒，腰膝酸痛，小便短少，经常出现下肢浮肿者，常服金匮肾气丸，或附桂八味丸，可以温阳利水，补肾泄浊。慢性贫血患者，除了要针对失血原因对症治疗，尽快止血之外，一般多以调补脾胃、益气生血，常用八珍汤、当归补血汤、十全大补汤之类，均有较好的补气补血作用。同时补充铁剂亦是必要的。如果属骨髓造血功能障碍的疾病（如再生障碍性贫血），则宜加用填补肾精之品，方能奏效。需用龟鹿二仙膏、参茸补血丸等方药。此等药物不仅能补充营养，同时能促进造血功能，使贫血现象逐步得到改善。

生活指导

淡白舌是一种常见舌象，大多是气血不足和阳虚所致。补益气血是改善舌色最有效措施。因此人们往往把注意力放在选择合适的药品、保健食品上，而容易疏忽补益气血还有两个前提要做到，否则会事倍功半。一是消化吸收能力如何；二是自身造血功能是否达到最旺盛的状态。所以，在调养中首先要做到食勿过饱，要有饥饿感，以保证肠胃消化功能处于最佳状态。其次，“有氧运动”能促进造血功能旺盛起来。如有氧体操、快走至身体发热，微微有汗、游泳、跳舞等。运动量掌握在呼吸加快而不气喘的程度。每天保持 2 小时的活动时间。在水果之中，水蜜桃人称“养颜美容之王”，是因为桃子含丰富的铁质，有较好的补血作用，常服使人面色红润，肌肤光滑，舌色亦随之改善。樱桃含铁量是苹果的二十倍，同样也可作为淡白舌患者选用的补血类水果。

此外，中医学有“久病及肾”之说，是指各脏腑组织功能衰退达到一定程度时，会损及肾的功能。肾虚也可见于年老体弱之正常人。肾虚者有肾阴虚、肾阳虚、肾精不足等不同证候。淡白舌并见舌体胖嫩者，多属肾阳虚证。阳气不足，形体畏寒，应加厚衣被、保温暖，避免出入温差较大的地方，以防感冒。经常在阳光充足的场所作适当的运动，可以振奋机体，使阳气升运调达；温泉沐浴亦是温运气机、活血通络的健身法。冬天是自然界万物封藏的季节，冬令饮服人参进补，可以温阳益气，扶持正气，祛除病邪，使机体免疫力增强。根据不同体质选择适当的品种。红参性温，老年人及阳虚者适宜，年轻人或无明显畏寒者，可选用白参，或经过加工的保龄参是很好的保健品。饮食中常适量加些葱、姜、韭、蒜之类可以温暖内脏，帮助消化。阿胶、大枣、当归羊肉粥亦是温补精血的良好药膳。日常食品的宜忌可以参考卷末附录一之（1）气虚类、（2）血虚类、（4）阳虚类。

3.2 红舌

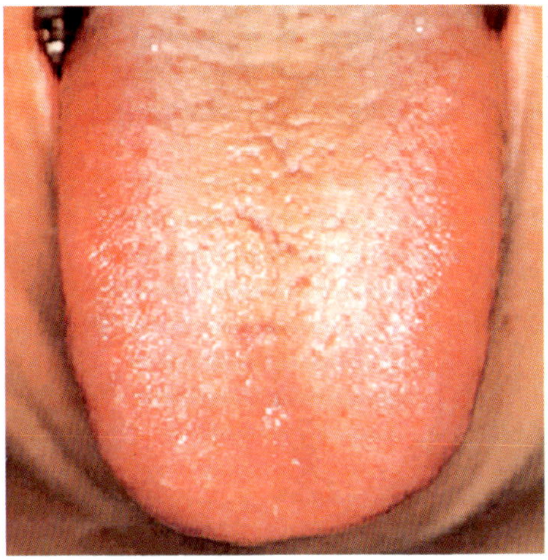

图 36 红舌

提要： *红舌是舌色比正常舌色鲜红，是热证的标志。红舌兼有黄厚苔，为实热证；红舌少苔或无苔，为虚热证。*

舌象所见和病理意义

图 36 所示：舌色比较鲜红，舌苔黄，中根部苔质致密为黄腻苔。

红舌为热的征象，由于体温升高，血管扩张，血流加快，舌黏膜乳头微循环血流量增加，舌面呈现鲜红的血色。热证有虚热与实热之区别。舌红苔黄多属实热证，大多由病原体感染所致，如肺炎、肝炎、胆囊炎、痢疾等。由于炎症引起免疫系统的应激反应，白细胞、淋巴细胞、吞噬细胞等增多、聚集，在与病原体抗争过程中产生了很多炎性产物。在机体代谢亢进的条件下，舌黏膜丝状乳头亦增生，角化延迟，加上炎性物质、脱落细胞、代谢产物、黏液、产色细菌等相杂沉积，形成了较厚的舌苔。因此，红舌常与黄苔同时出现。虚热证是体内阴液不足，虚热内生所致，多属虚证。故红舌常与少苔、无苔同见。一般常见于慢性消耗性疾病如肺结核病、肿瘤晚期、久病营养不良和体液不足等。此外，神经内分泌系统功能失调如甲亢、高血压等也可见红舌，中医学将这类疾病归属人体阴阳失调的范畴。

辨证和治疗

舌红苔黄腻提示热邪与湿邪夹杂的湿热证，中根部舌苔黄腻较厚，表明中、下焦湿热病邪偏重，主要累及消化与泌尿系统的功能异常，如慢性胃炎活动期、肝炎、胆囊炎、急性肠炎、菌痢，妇女附件炎、膀胱炎等。治疗以清热解毒为主要原则。黄连解毒汤是代表方。头目、心胸部热重，出现目赤口苦、烦闷失眠等症状者重用黄连；肺热咳嗽，涕痰黄稠者重用黄芩；小便短赤、热痛，腹痛大便有黏冻者重用黄柏。脘腹胀痛，吞酸嗳腐，伴有热灼感者为脾胃湿热，三黄泻心汤合平胃散同用，清热燥湿更加有效。右胁胀痛、黄疸、发热、恶心呕吐者为肝胆湿热，用茵陈蒿汤或龙胆泻肝汤。妇女白带色黄秽臭，下腹痛，为下焦湿热，用止带方清热解毒，除湿止带。尿频、尿急、尿痛，小便赤色，为膀胱湿热，用八正散清利湿热。如高热汗出，舌红而苔干白者，提示热重伤津，可用甘味寒凉药物治疗，以白虎汤为主方。高热不退，加用青蒿、板蓝根等加强清热解毒作用。由阴虚火旺引起舌红少苔者，除作相应的病源治疗外，养阴清火为总的治疗原则。方药参考 2.15 镜面红舌的“辨证与治疗”。

生活指导

舌红是机体有热的征象。里热能“伤阴、耗气”，即指发热会损耗大量的水分和营养物质，损伤脏腑组织的功能。所以，补充水分和补充营养是对发热病者重要的辅助治疗方法。首先要充分地补充水分、维生素、无机盐类，维持机体水盐代谢平衡，并使代谢产物和毒素尽快排泄，又能增强免疫功能和抗病能力。多饮茶水、新鲜果汁、菜汤、稀粥类较为适宜。西瓜汁有“天然白虎汤”之称，其甘甜清口，清热利水的作用特别好，最有效的部分是西瓜表皮，中药名为“西瓜翠衣”。当身热未净，舌苔尚厚腻时，表明内脏功能尚未恢复正常，饮食以清淡为宜，厚味油腻或酸辣刺激的食品，影响食欲的恢复，助湿生热，致使湿热之邪缠绵不清。通便利尿，保持二便通畅，亦是清除湿热之邪的重要方面。除西瓜汁外还可用鲜芦根、茅根煎汤代茶。如发热持续不退，伴有便秘、腹胀者，经清肠通腑后，发热有可能消退或症状减轻，中医称之为"釜底抽薪"。用开塞露灌肠，对发热儿童较为方便易行。通便后热仍不退者，应及时请医生诊察，不要耽误病情。如果红舌出现于内热较重的热性体质，一般应避免过食辛辣厚味，饮食以清淡为宜。日常食品可参考卷末附录一之（3）阴虚类、（6）实热类、（7）湿热、痰热类。

3.3 红绛舌

图 37 红绛舌

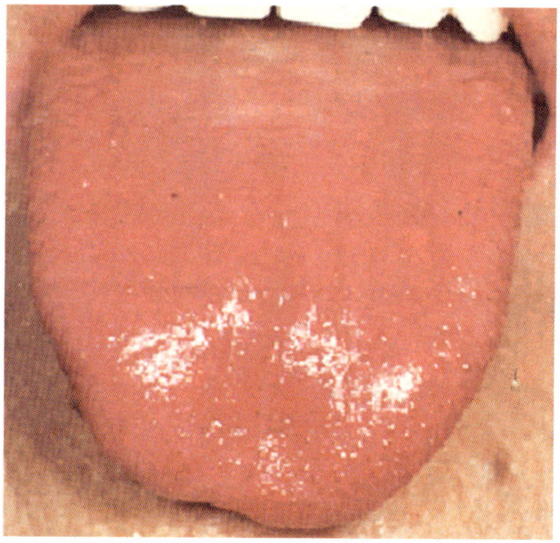

提要： *舌色深红称红绛舌，是热邪深入营血的表现，反映里热深重的病理状态。*

舌象所见和病理意义

图 37 所示：该舌象舌色深红，舌尖部蕈状乳头呈颗粒状高出舌面，形成芒刺舌。舌面苔少，显露光滑的舌黏膜。

红绛舌多由红舌发展而来，外感热邪伤阴，或内伤阴虚火旺均可导致。是热性病由轻到重、由浅入深的表现。由于发热持续日久，机体的津液（水分和营养）大量被耗损，使血液浓缩，血黏度增高，外周阻力增加，血液流速受到影响。或者由于热毒损害微血管，微循环血流不畅，以致红细胞载氧量减少，二氧化碳分压升高，所以，舌色深红而不鲜明。总之，该舌象是反映了热盛伤阴耗气的病重阶段。舌苔光剥，亦是气阴二虚的病理表现。

辨证和治疗

红绛舌提示邪热亢盛，机体处于血热和伤阴耗气的状态，是比较复杂的病理过程。由于热毒不能及时解除，高热持续不退，体液大量消耗，使血液浓缩，血流减慢，影响了正常的循环功能，使心脏负担加重。所以治疗时必需在大剂量清热解毒药中，配伍益气养阴、保护心脏的药物。可选用清营汤为基础方，并随证加减。高热神昏、面赤气粗，舌红绛苔黄腻者，加用安宫牛黄丸解毒开窍。若热势不退，心烦、口干、便秘、舌红绛有苔者，可加用养阴通腑方药，如增液承气汤通腑泄热。大量鲜生地亦可通便，而且不伤正气。若高热已退，低热不清，伴心烦、心悸汗出者，加生脉散补气阴护心气。气短乏力，汗出不止，舌红绛苔少者，加用西洋参、石斛，益气养阴。若伴有皮肤黏膜出血、鼻血、血尿、便血者为热伤血络，可加用四生饮等凉血止血药。

红绛舌出现在急性传染病或感染性疾病的热盛期，应使用大量抗生素、维生素和支持疗法，可以及时控制病情，减少并发症，中西医药结合可以提高疗效。

生活指导

为了预防严重的传染病和感染性疾病，必须增强机体抵抗力和养成良好的卫生习惯。注意调整饮食起居的规律。早睡早起，保持有充分的休息时间，多参加体育活动以增强体质，促进机体新陈代谢。运动后出汗，可以排泄代谢产物、调剂体温，是很好的自我保护方法。平时需要补充水分和多种维生素。其中，维生素 C 是可以增强人体免疫功能、修复组织和合成多种激素的重要物质，在水果蔬菜中维生素 C 含量较丰富的有猕猴桃、刺梨、西红柿、黄瓜等。免疫功能较差者，不宜到空气混浊和封闭式的公共场所。外出归来，及时洗手和漱口，防止病从口入。如有轻度感冒症状，要及时采取措施，民间常用葱豉汤、生姜糖茶以解除风寒，午时茶、感冒冲剂亦是常用的药品。如有轻度发热、咽痛，已是热证（炎证）的先兆，要及时使用清热解毒药如牛黄解毒片，板蓝根冲剂，感冒退热冲剂等，不使病情延误。老人、儿童，糖尿病、肿瘤患者等免疫功能低下的人群，很容易由感冒逐步演变成热伤营血的严重病症，尤需注意保养。出现发热症状的护理方法可以参考红舌篇。日常食品可以参照卷末附录一之(3) 阴虚类、(6) 实热类。

3.4 青紫舌

图 38 青紫舌

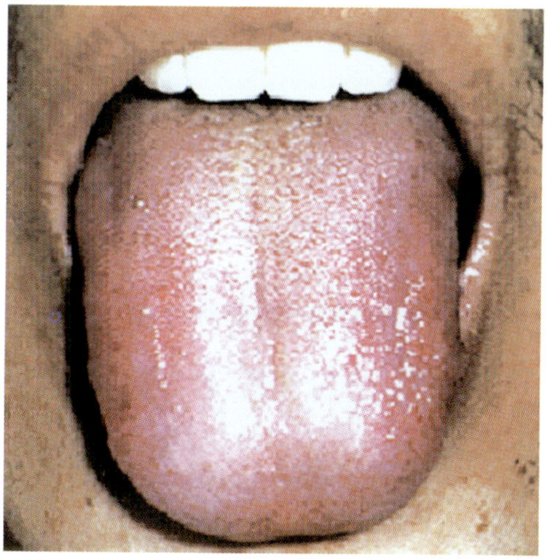

提要： *舌色青紫，称为青紫舌。青紫舌主要由血液运行不畅引起的血瘀征象。*

舌象所见和病理意义

图 38 所示：舌体大小正常，舌色青紫，舌苔薄白，根部有少量黄苔，苔质湿润。

青紫舌的形成主要由血液运行失常所致，与气的推动功能有密切的关系。中医学中“气”的意义很广泛，它体现了功能和物质的结合。脉学中的“气”是指血液运行的动力，以及心脏、血管的调节功能。心（包括脉）气足，则心泵有力，脉搏鼓动亦充盛饱满，心气不足，则脉搏软弱无力，脉道空虚。气的运动形式称为“气机”，气机正常，则血液流畅，心律有序，气机逆乱或不畅，则血流涩滞瘀阻，或心律不齐。气机多受精神因素的影响，情绪抑郁，使神经体液失调，导致外周血管阻力增大，血流速度减慢，血液中含氧量降低，二氧化碳分压升高等一系列变化，可使血色失于鲜艳，舌色呈现青紫。临床上还可出现头痛目眩、烘热心烦、颈肩疼痛、睡眠不安等肝郁气滞的症状。青紫舌还与肺的呼吸功能失常有关。当外邪侵袭肺脏，或痰湿壅塞于肺，都可使肺的吸清呼浊功能异常而见呼吸气急、唇舌青紫、咳喘痰鸣、不能平卧等症。亦有热邪内侵，损害心脏功能，热甚伤津，血液黏度增高，运行不畅，造成血液瘀阻而出现青紫舌。

辨证和治疗

舌色青紫，舌尖有少量红点，提示有心肝火旺的病理变化。治疗的重点应放在调整气机。中医认为“气为血之帅，气行则血行，气滞则血瘀”，因此，要消除血瘀，必须先疏通气机。造成气机不畅的原因与内伤七情有关。如“怒则气逆、思则气结……”，人体长久地处于某种不良精神状态，可使气机失调而致病。现代医学研究证明，剧烈的精神刺激可以使神经体液分泌异常，如血液中儿茶酚胺、多巴胺、十七羟等含量增加。在出现交感神经兴奋症状的同时，还伴有外周血管阻力增大，血流速度减慢，血黏度增高，不仅舌色青紫，同时还可见到口唇、目眶亦有青紫色。所以，消除不良精神因素对血液运行的影响，是治疗血瘀证的有效措施之一。药物治疗，可选用丹栀逍遥散合四逆散疏理肝气为主，加丹参片、失笑散等活血化瘀。如肢体疼痛者可加用疏经活血片，月经痛者加用温经活血散，心烦失眠者加用酸枣仁汤。如伴明显气虚乏力，舌体胖大而青紫者，是气推动血液运行功能减退，导致血行瘀阻，可加用当归补血汤、补阳还五汤，重用黄芪以补气活血。因呼吸不畅导致青紫舌者，常见于老年慢性支气管炎、肺气肿、哮喘等疾病。应积极治疗呼吸道原发病，改善肺功能，即可改善因缺氧而出现的青紫舌。

生活指导

在现代社会，中青年企业家、科研工作者、职业女性等事业型人才，经常处于紧张繁忙之中，往往容易出现心烦易怒、失眠多梦、头面升火、手指发冷、容易出汗等症状。提示机体的阴阳失调，气血不和。天长日久，可导致气滞血瘀，舌色出现暗红或青紫。防治血瘀证，药物和养生犹如飞鸟的二只翅膀不可偏废。从预防医学而言，最理想的方法是注意修身养性，改变神经高度紧张状态。经常用杜仲叶、桑寄生、银杏叶等煎汤代茶，或常用酿造醋调味，均有保护血管和血细胞弹性、改善微血管循环的作用。养性方面可以从二个方面着手：一是“处世乐观”，可以借鉴寿星的格言：“助人为乐、苦中取乐、自得其乐、知足常乐”。尤其在困难的时候要看到成绩、看到光明，人的精神状态就可以得到调整和放松。二是脑体结合，有利于消除大脑疲劳，提高思维活力的最好方法是经常进行体力活动。据研究统计，每周一次高尔夫球运动，仅占人体有效运动量的40%，二周一次运动，几乎全无效果。最有效的方法是每天适量的体育活动，如慢跑、快走、打球、游泳、体操等，每天坚持锻炼一二小时，运动时心率100次/分左右，微微出汗者为最佳。同时要保持有规律的作息时间。寒冷会使血管收缩、血流减慢，影响外周循环，要注意避免暴冷损伤阳气，冠心病人尤须注意，预防心绞痛和心肌梗死的发生。辛热温燥的食品可以伤津耗液，使血液浓缩，高脂肪、高胆固醇食品（大多为滋腻厚味的动物性食品），可使血液黏度增高而使血液运行不畅。所以，饮食以清淡温和为宜，晚餐不宜距入睡时间太近，亦不宜过饱。此外，适量饮用葡萄酒有活血通脉，改善血液循环的功效。日常食品可参考卷末附录一之（9）气滞血瘀类。

3.5　淡紫舌

提要： *舌色淡白而泛现青紫色，称为淡紫舌。淡紫舌显示阳虚里寒或痰饮、水湿内停，导致血行瘀阻的病理变化。*

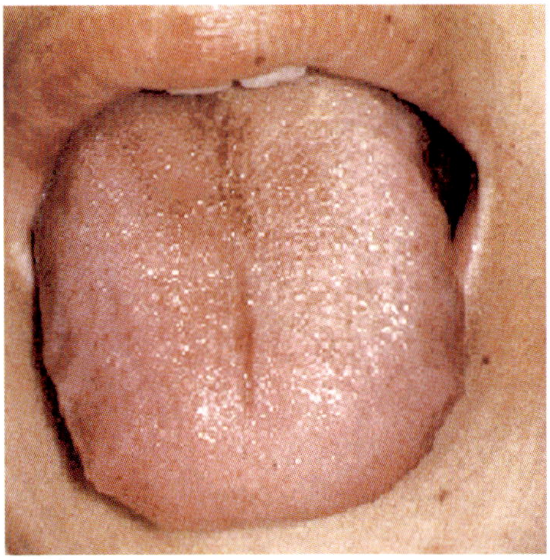

图 39　淡紫舌

舌象所见和病理意义

图 39 所示：舌体胖大、边有齿痕，舌色偏淡，泛现青紫色，舌边有紫色瘀点，舌苔薄白、中根灰黄湿润。

胖淡青紫的舌象，主要由阳气不足，里寒自生，内脏功能减退，津血失于输布，或水液积聚而为水饮痰湿。尤其当心脏阳气不足，心搏减慢变弱，气血运行迟缓，造成血液与组织之间的氧气和物质交换功能不全，血液中二氧化碳和代谢产物（中医称痰湿之类）潴留，增加了血液的黏度，血液循环不畅，舌色泛现青紫。水饮潴留，使黏膜组织水肿，故舌体胖大而留有齿痕。其病理变化可归纳为虚寒（阳气不足）→津血运行迟缓→湿痰水饮、血液瘀滞→营养障碍的病理过程。这种舌象常见于心、肺、肾功能不全的患者，如慢性心力衰竭、肾功能衰竭、肺气肿、肺源性心脏病等。常伴有形体怕冷，心悸气短，动则加甚或咳嗽有痰等阳虚里寒，痰湿、瘀血交阻的症状。根部舌苔灰黄而湿润，是痰湿久郁之象。

辨证和治疗

淡紫舌的形成由阳虚里寒，气血、津液失于温煦，推动无力而瘀滞。辨证属阳虚，痰湿、血瘀内停。治疗以温补肾阳为主。中医认为“肾为先天之本”水火之宅，阴阳之源，肾脏之阳气，又称“命门之火”，是一身阳气之源。当机体阳气虚弱、阴寒内盛时，治当“益火之源以消阴霾”，金匮肾气丸是基本方，常与黄芪桂枝五物汤同用，并随证加减。前者温阳利水，后者益气活血。如形体畏寒，容易感冒，咳嗽多痰，动辄气急，夜难平卧，舌淡紫、苔白滑腻，是由肺肾阳虚、痰瘀交阻所致，拟基本方加导痰汤合用。如心悸，胸闷如堵，或心前区隐隐作痛，脉结代或迟缓，伴口唇青紫，舌淡紫有瘀斑，或舌下络脉异常者，为心肾阳虚，心脉痹阻，宜基本方加炙甘草汤、或临时服用麝香保心丸。如面色淡白而虚浮，腰酸乏力，或下肢浮肿，小便不畅，或排尿频数清长，四肢不温，舌浮胖而淡紫，为肾阳虚衰、水湿瘀阻，宜黄芪桂枝五物汤合右归丸同用。如肢体关节疼痛，遇冷加剧，或指端青紫，得温可缓，舌淡紫，为寒邪痹阻经络，拟基本方合疏经活血汤治疗。

生活指导

对于体质虚寒者，防病治病的宗旨是维护阳气为第一要务。经常沐浴于阳光之下，进食温性食品，均有益于辅助阳气，温化痰饮，疏通经络。尽量避免阴寒之邪的侵袭，居住与工作环境应保持干燥温暖。宜饮用少量绍兴黄酒或红葡萄酒。早锻炼宜待雾气散、露水收、晨曦迎面时，有助于阳气升发，气血运行。进行体育活动，要选择自己体力所及，兴趣相合的项目。不论是慢跑快走，拳术体操，舞蹈，游泳，或球类运动等，只要“持之以恒”，都能减少疾病的发生，提高生活质量，延年益寿。要改善阳虚血瘀患者的体质，还应抓紧冬令进补。根据一年四季“春生、夏长、秋收、冬藏”的生物规律，冬天是藏精的季节，又适宜温补，一般多在冬至之后开始服用中药膏方。对虚实夹杂的患者，用药要注意养血与活血相配，温阳补气与行气相助，达到补而不滞气，通而不伤正的目的。日常食品可参照卷末附录一之（4）阳虚类、（9）气滞血瘀类。

3.6 暗红舌

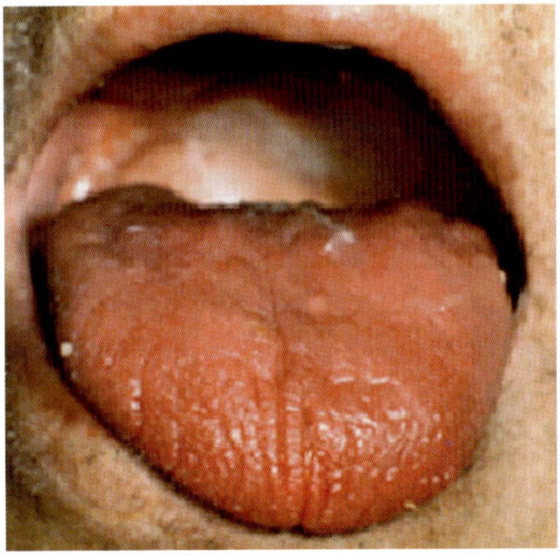

图 40 暗红舌

提要： *舌色暗红，大多是热邪造成血行不畅的征象。*

舌象所见和病理意义

图 40 所示：舌体干枯有裂纹，色暗红，舌尖部蕈状乳头粗大，舌苔前半光剥，根部苔少而粘。

这种舌象主要由热邪深入营血，热盛耗损津液所致。热邪使蕈状乳头充血肿胀，形成芒刺，又使血液浓缩，血液黏度增加，由于热毒损伤心脏，使循环功能减弱，周围微血管淤血，血流速度变慢，血液中红细胞含氧量降低，还原血红蛋白含量增加，血色失去鲜艳，舌色随之变成暗红色，呈现缺氧的特征。例如病毒性感染、肠伤寒病、流行性出血热等病患者，高热持续不退，引起中毒性心肌炎或末梢循环功能不良时，常出现这种舌象。舌苔剥落及舌面裂纹，提示机体已处于津液气阴俱伤的病理阶段。此外，亦有内脏阴阳失调，阴不制阳，阳热过盛，功能异常亢进，导致内热炽盛伤津，阴虚火旺而见暗红舌。

辨证和治疗

舌色暗红是血热瘀血的病理征象。例如急性热性病患者持续高热，神志昏糊，口干舌燥，或伴有鼻血、齿龈出血、皮下出血斑点或尿血等，中医称为“血热证”。治疗需要运用大剂量的清热解毒、凉血活血药物，常用犀角地黄汤（清热地黄汤）为主方加味。如果由内热引起，例如：脑中风、高血压、糖尿病、酒精中毒性肝硬化等病人，体温测量不高，仅有内热的感觉，口干欲饮水，或手足心热、心中烦热，伴有肢体麻木或隐隐疼痛者，治疗以活血凉血之品，如增液汤合桃红四物汤、或丹参片等。神志昏迷者可采用静脉滴注醒脑静注射液合生脉饮注射液。

生活指导

暗红舌一般多见于热病后期或慢性疾病的患者，机体处于津液不足（脱水）和血行不畅状态，抗病能力明显下降。所以一方面要采取多种方法改善内环境，如补液，调整水、电解质紊乱状况，增强抵抗力。另一方面需积极治疗原发病，使发热尽早得以控制。此外，纠正缺氧也十分必要，可间歇性氧气吸入，卧姿以半卧位为宜。要防止继发呼吸道或消化道的感染。对热性病人的生活护理，要注意多饮水或水果汁补充水分，使机体新陈代谢产生的大量废物和热毒，通过小便及时排泄，也可使血液浓缩的病理状态得以改善。由脏腑阳热过盛引起的内热瘀血证，与饮食有很大关系。如过量进食滋腻厚味者，可助湿生热（代谢亢进、代谢产物潴留），出现血脂、血液黏度、血糖“三高”症状；饮酒过度，酒性温热，助湿助火，亦是引起血热血瘀证的主要原因。因此，日常生活中要力求饮食清淡、以素食为主，新鲜蔬菜和果品含大量维生素、果糖和水分，可以补充机体必需的营养，并能清除热邪、改善循环。此外，抽烟、过食辛辣之品均可助火伤津，对病情有害无益。日常食品可参考卷末附录一之（6）实热类、（9）气滞血瘀类。

3.7 瘀斑、瘀点舌

提要： *舌上有青紫色瘀斑或瘀点，提示体内脏腑组织有瘀血病变。*

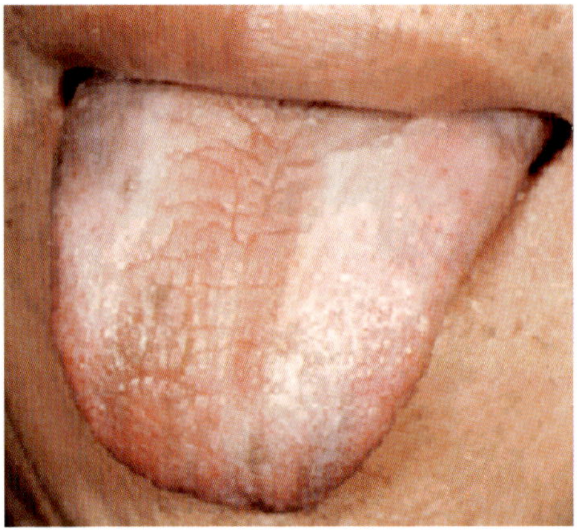

图 41-1　瘀斑舌

图 41-2　瘀点舌

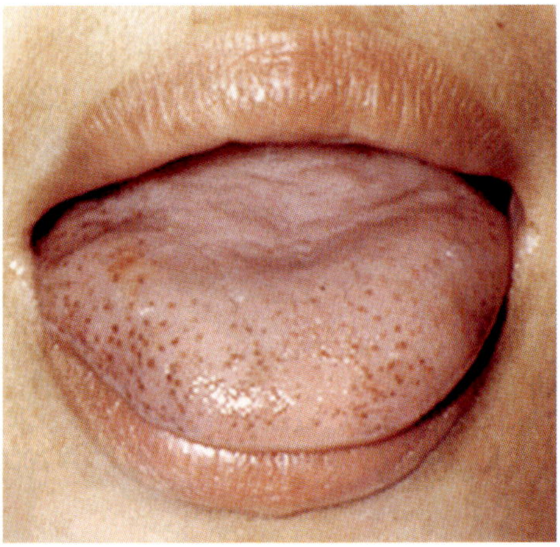

舌象所见和病理意义

图 41-1 所示：舌色偏淡，舌面上可见多处紫斑，舌尖偏红伴红点，并可见几处浅短裂纹，舌苔薄白。

舌色青紫和紫斑均为瘀血的征象。其形成的原因大致由：血液黏度增加、外周血管阻力增高、或心脏泵血功能减退，使循环功能障碍，特别是微循环血流速度变慢，组织淤血，氧气交换不充分，血液氧分压降低，使血色紫暗。缺氧和营养代谢的障碍，又可引起毛细血管壁变性、通透性增加，红细胞从管壁渗漏，沉积于舌黏膜组织下和蕈状乳头内，形成瘀，所以舌上可见瘀斑或瘀点（粗大显见的紫黑色的蕈状乳头）。见到瘀斑舌并非仅仅是舌体局部的病理变化，而是机体组织或内脏病变在舌上的反映。只是舌象的变化显而易见。因此，淡紫瘀斑舌亦是内脏组织瘀血证的重要征象之一。图 41-1 是一位肝癌病人的舌象。其病理过程是由：慢性肝脏损害，长期情绪抑郁，气机失常，血流不畅而涩滞，瘀血与代谢产物积聚于肝脏，形成肿块。其他如肝硬化，各脏腑的肿瘤，跌仆损伤瘀留体内，月经痛，死胎，慢性肢体青紫疼痛等，均可见到舌上有不同程度的瘀斑或瘀点。舌尖边色红是心火旺盛的状态，与患者精神不安，疼痛失眠有关。舌上裂纹提示患者气血津液俱损，处于邪实正虚的状态。舌苔中根浮腻，反映脾胃消化功能不良。图 41-2 所示：舌淡白偏紫，舌面瘀点密布，显示蕈状乳头内微循环的郁血状况，是血瘀证的舌象特征之一。

辨证和治疗

造成瘀血的原因很多，临床表现的症状不同。阳虚或寒邪侵袭，可使血液凝滞，舌象多见淡紫色。阴虚火旺或热邪侵袭，可使血液浓缩，舌象多见暗红或紫红。痰浊内阻可使血液黏稠，舌体胖大而紫暗，兼见舌苔厚腻。舌色青紫有瘀斑，或舌质胖嫩色暗有瘀斑，多由气机失调，血液运行涩滞，导致相应的内脏组织出现瘀血病变。治疗必需根据临床症状，分析发病原因对症下药。例如，长期情绪抑郁，忧虑不解，肝气郁结，气血运行不畅，造成脏腑组织和全身各部位的瘀血病变。治疗用越鞠丸合血府逐瘀汤加减。瘀血阻滞经络而引起机体疼痛麻木，可选用疏风活血汤合当归芍药散加味。对气虚血瘀证，必须用大量补气药，推动血流运行，黄芪桂枝五物汤合补阳还五汤是首选的方药。跌仆损伤而见血瘀者，需加强消瘀退肿，常用三七伤药片、云南白药内服，并在损伤部位外用跌打万花油涂擦，可以改善局部循环，促进血肿消退。

生活指导

青紫瘀斑舌形成的主要原因，是气滞血瘀、气虚血瘀、寒凝血瘀、痰湿阻滞血脉等，引起经络、内脏或组织的局部病变。中医所谓的“气滞血瘀”的病理概念，与人体的精神情志活动、自主神经功能状态有关。例如，在市场经济的形势下，企业面临着严峻的竞争，很多企业家、经营者和管理人员等均承受着沉重的精神压力，远大抱负一时亦难以实现，经常陷入焦虑和抑郁的不良精神状态之中。有些人因酒宴应酬繁忙，肠胃不堪重负，生活节奏紊乱，得不到应有的休息和放松，久而久之产生气滞血瘀、痰瘀交阻，在机体某些薄弱环节，血瘀病变便慢慢产生，这是中医学对肿瘤发病的认识之一。因此，要注意调节自己的精神状态，培养开朗的性格，善于自找乐趣，同时要调整好生活起居，适当参加体育运动，对防病治病有很大的好处。饮食方面，可试用红花油烹调菜肴，不仅可口，尚有很好的活血作用。椒盐桃仁、糖醋大蒜、荞头、洋葱等均有很好的活血通络作用，可作辅佐菜肴，经常食用。日常食品可参考卷末附录一之（1）气虚类、（4）阳虚类、（9）气滞血瘀类。

第三章

疾病过程中的舌象变化

舌象变化主要反映在舌的颜色、形状和动态变化，以及舌苔的形质和颜色变化上。前面已分别介绍了多种常见舌象的特征和生理、病理意义。本章以临床实例，介绍疾病过程中舌象随病情变化而出现的相应变化，由此推测病情的进退，评价治疗效果，在中医辨证论治中具有重要的意义。

例 1. 金某　女　61 岁

近二年来体力日见衰减，经常头晕心悸，稍疲劳即心胸部闷痛。近一周来，因家事烦心，难以安寐，引发心悸不宁，胸闷，并多次出现胸部刺痛，甚则引及肩背，伴有汗出。服麝香保心丸后可以缓解。口干，小便短赤。舌色青紫，舌边有瘀点瘀斑，舌苔白，（图 42-1）。脉弦细涩。血压 154/96mmHg，心电图示 ST 段下降，T 波低平。

西医诊断：高血压病、心肌缺血。

中医辨证：胸痹证。

分析与治疗：患者气阴素虚，心火偏旺，由于肝失疏泄，气血不畅，心脉瘀滞而发病。选用宽胸利气，活血通络的中药，静脉点滴丹参注射液，口服通心络等治疗，并嘱怡情悦怀。静养一月后，症情改善。胸闷心前区刺痛未作，夜能安眠，生活已基本自理。脉象细弦，舌象见白苔化薄，舌色较前红润，瘀斑色淡(图 42-2)。提示服用活血通络药后，病情已得到缓解。根据中医“气为血之帅，气行则血行”的理论，下一步需增添补气、行气之品，如红参或红参须煎汤和复方三七胶囊等同服，有助于进一步康复。

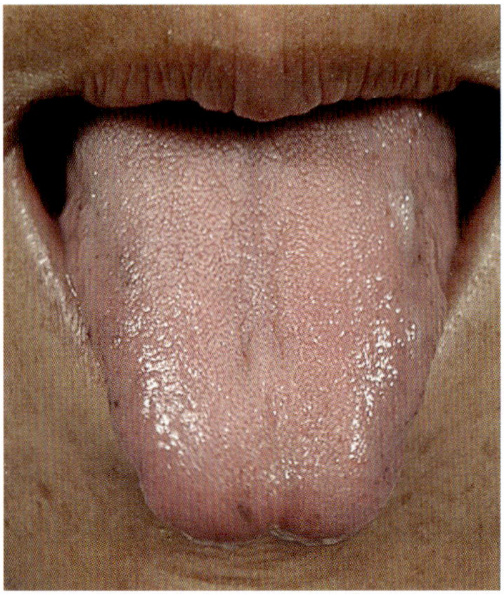

图 42-1

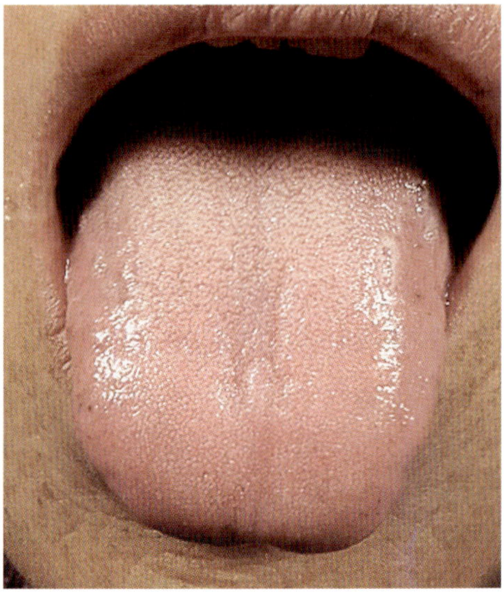

图 42-2

例 2. 陈某　女　66 岁

昨起稍感畏风，汗出不畅，肢节酸楚乏力，伴头胀痛，鼻塞。今晨自觉口鼻气热，咽红干痛，吞咽梗痛（扁桃体已在 10 岁时切除）。咳嗽痰少，涕稠，口干苦，体温 37.5℃，脉细数。患者有糖尿病史，服抗生素后胃部不舒服，要求中药治疗。

舌象特征：舌红，舌边有齿痕，舌中干裂，舌苔薄白带淡黄(舌根部黑色为咽喉部外用药染色所致）(图 43-1)。

西医诊断：上呼吸道感染。

中医辨证：风热表证。

分析与治疗：风热外袭，肺卫受邪，气道不清，清肃失司。

先用银翘散辛凉解表，配用牛黄解毒片清热解毒利咽。

服药三天后，热退，咽痛亦除，惟口中干苦喜饮，肢体乏力，大便干结，舌红，舌边有齿痕，舌苔薄白少津（图 43-2）。提示表邪已除，肺热未清。肾虚之体，肺阴易伤，宜用益气养阴之剂继续调治，生脉饮与六味地黄丸同用。

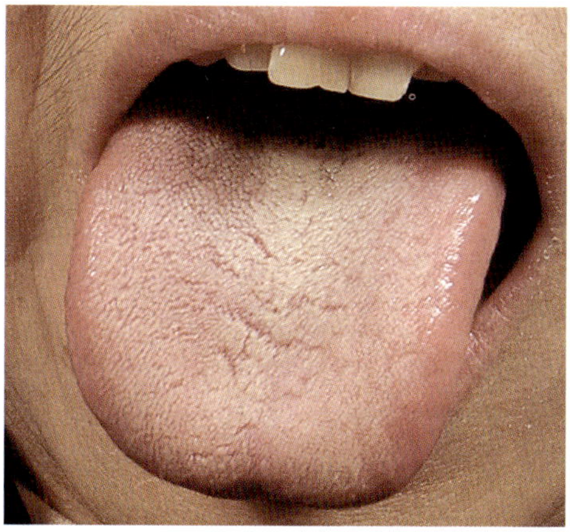

图 43-1

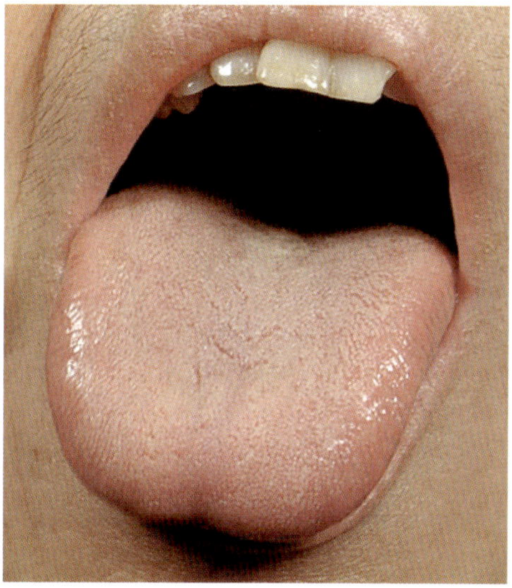

图 43-2

例 3. 王某　男　67 岁

感冒 1 周，咳嗽痰多，已在某院治疗，服药后症状有增无减。昨起体温升高，发热 38.7℃，咳喘，痰黏难咯，胸闷呼吸困难，喘坐气急不能平卧，间隙吸氧尚不能缓解呼吸困难而来急诊。

患者喘坐张口抬肩，呼吸气粗伴痰声，颜面虚浮，口唇紫暗，目睛充血，颈静脉怒张，搏动明显，舌色紫暗，舌体胖大多裂纹，舌苔薄黄（图 44-1），脉大而滑数。

该患者有慢性支气管炎病史 20 多年，每逢冬天发作加重。

8 年前因急性肺部感染后，咳嗽日渐加重，终年无休。清晨咳嗽，痰多难咯，咳出厚痰为快。呼吸不畅，胸部有重压感，咳甚则心悸、汗出，气短而喘。体力减退，平地行走尚可，登楼时就有窘迫感。去年冬天因支气管肺炎，心功能不全再次住院治疗。

西医诊断：支气管肺炎，心功能不全。

中医辨证：肺胀、胸痹。

分析与治疗：外邪引动痰饮，致气道壅滞，痰瘀交阻，肺胀与胸痹并见，病情比较复杂。在抗菌、吸氧等治疗基础上，重用清热化痰，理气活血，调畅气机之剂治疗 1 周后，咳喘均平，咯

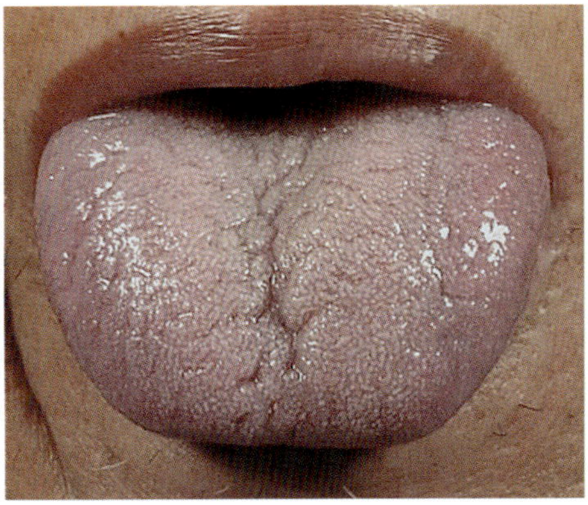

图 44-1

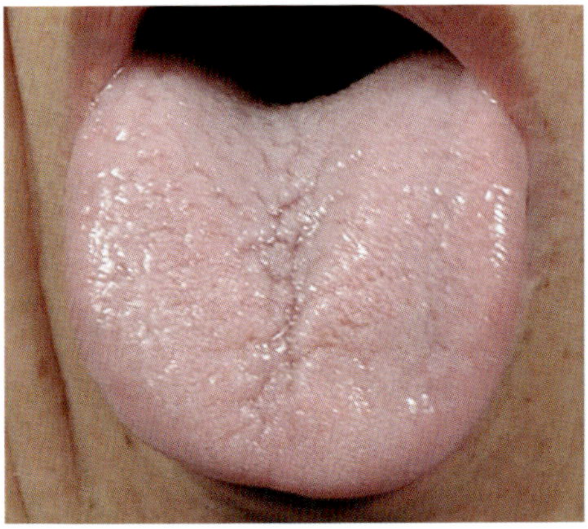

图 44-2

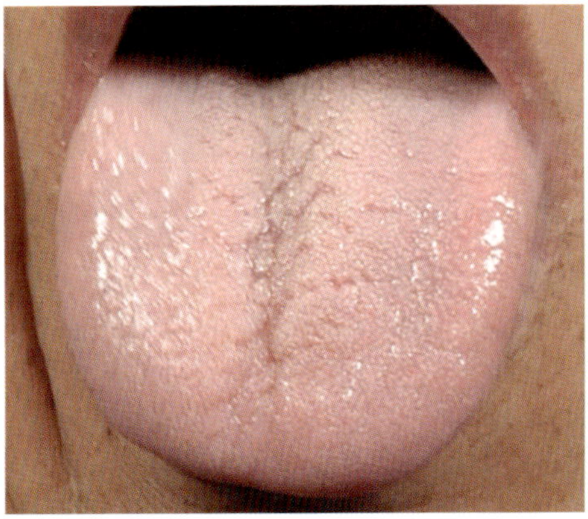

图 44-3

痰松爽，胸闷好转，舌象明显改善：肿大的舌体变薄，舌色青紫变淡，红润初现，舌上裂纹减少，苔薄白滑腻（图 44-2）。提示痰热已除，气血运行改善。但痰饮宿邪尚难清除。续以健脾、肃肺化痰，调畅气血，养护心肺之剂调理月余，病情渐见缓解。除清晨咳嗽、动则气短、心悸以外，身体已逐步康复。舌色较前红润伴有淡紫色，舌苔薄白滋润（图 44-3）。

例 4. 陈某　女　38 岁

7 年前人流后，始发月经失调。经期大多提前 6 ~ 7 天，劳累时可一月二至，经量多而经血稀淡，淋漓难净，小腹坠胀，行走时加重。饮食少思，大便溏泻，经常头晕，嗜睡多梦，精神疲乏，面色少华。舌色暗淡，舌体胖嫩，舌边有齿痕，舌中有裂纹，舌苔薄白而润（图 45-1），脉象濡细。月经期间舌象：舌色偏暗红，舌体更为胖大，舌苔薄白腻根厚（图 45-2）。血常规检查：红细胞 320 万，血红蛋白 10.8 克。

西医诊断：功能失调性子宫出血。

中医辨证：月经不调（脾肾两虚）。

分析与治疗：月经为精血所化，受脾肾两脏功能影响。患者素体瘦弱，又经人流，脾肾两虚。脾为气血生化之源，又主统摄血液，脾虚则水谷不化精微，经血失于统摄；肾虚则精血无以充养冲任（与生殖功能有关的经络），以致经期失约，经量失控。长期慢性出血造成机体气血两虚。气虚则血失健运，水液停聚，以至舌黏膜水肿；血虚则失于濡养，所以舌色淡，舌黏膜营养不良，部分乳头萎缩塌陷，造成淡嫩而有裂纹的舌象。经期舌象更为胖大暗红，与经期气血更虚，运化功能减弱有关，选用归脾丸、左归丸同服。

经三个月治疗，经期、经量均得以调整，消化功能亦有改善，睡眠良好，精神气色均有改善。舌色红润，苔薄白（图 45-3）。提示应用益气养血、脾肾双补之剂已奏效。体现了中医对慢性病使用丸药缓治的功效。

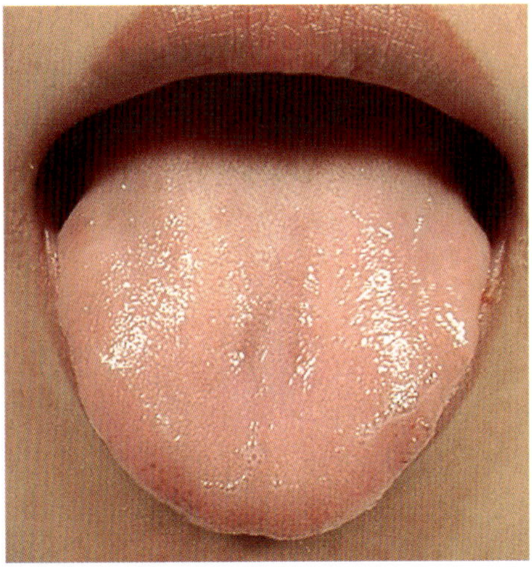

图 45-1

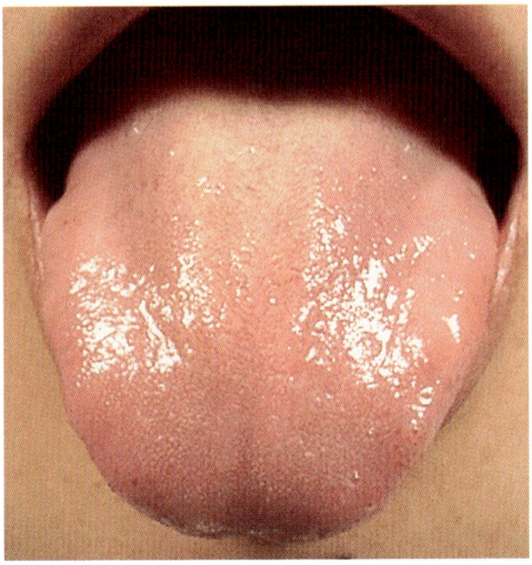

图 45-2

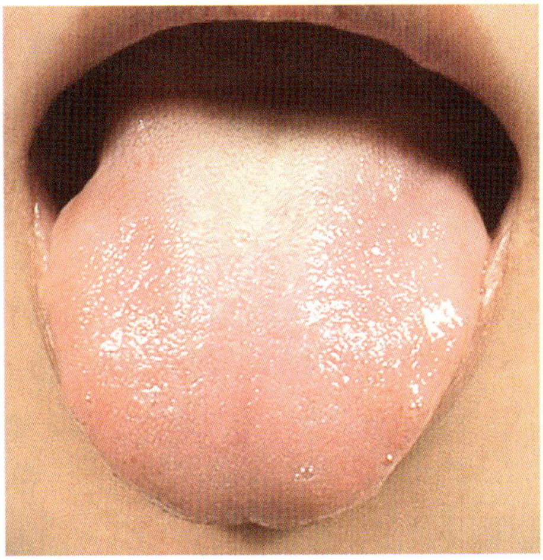

图 45-3

例 5. 王某　男　64 岁

患者于 1966 年接受慢性血吸虫病治疗后，肝功能基本恢复，但慢性腹泻久治不愈，大便日 2～3 次，呈糊状，常伴有黏液。饮食稍有不慎或感受寒凉，腹泻加剧，每日达十余次，排出物以黏液为主。有时腹泻与便秘交替。脐周或左侧腹痛，有时可扪及痞块（肠型）。饮食尚可，能食而不易消化，形体消瘦，体力疲惫，肢体怕冷。脉沉弦而缓。舌色暗红，舌体胖大，舌边有齿痕，苔薄白（图 46-1）。

西医诊断：慢性结肠炎。

中医诊断：泄泻（脾肾阳虚，湿浊夹瘀证）。

分析与治疗：病起蛊毒伤肝，肝失疏泄，血络瘀滞（舌色暗红），脾失健运，内生痰湿（舌胖），气滞痰瘀困阻，肠道分清别浊、传化糟粕功能失常。选用金匮肾气丸、枳术丸加红藤、败酱草等。经治疗数月，腹泻次数减少，日 1～2 次，大便中黏液消失，腹部较舒，饮食正常，全身情况好转，舌色淡红带青紫，舌苔薄白（图 46-2）。脾虚症状改善，瘀血尚须通调。

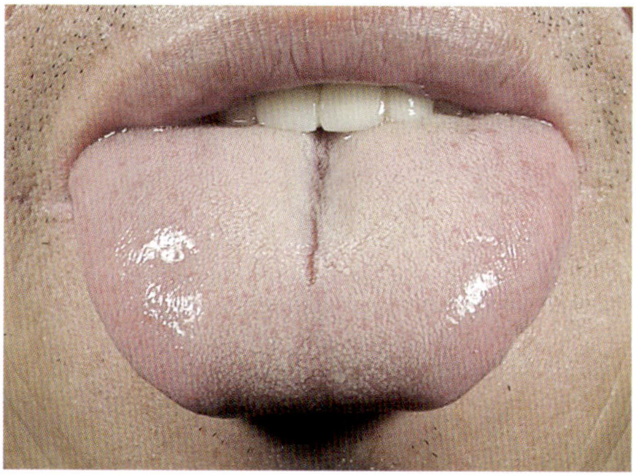

图 46-1

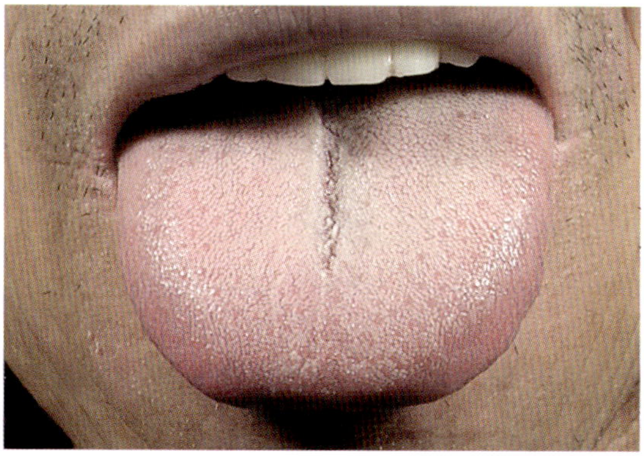

图 46-2

例6. 李某 女 39岁

患者于今年3月中旬感冒发热，此后，喉间有梗阻感，面目略浮肿，肢体重胀，下肢皮肤较粗厚，按之压痕不明显。继之颈部逐渐粗大，按之软，无明显结节。形体虚胖，面色少华，头晕乏力，嗜睡，动则心悸，腰酸。月经量少，色淡。肢体畏寒，腹部胀满，饮食少思。现服小量甲状腺素片治疗中。舌体胖大边有齿痕，舌色淡红，苔薄白带粘（图47-1），脉沉细带数。尿检无异常，血液检查：甲状腺功能减退（T3＜0.195，T4＜0.2，PT3＜0.4，PT4＜0.72，TSH=20.8801）。

西医诊断：甲状腺功能减退。

中医诊断：瘿瘤。

分析与治疗：证由脾肾两虚，湿痰内生，肝经络脉受阻，气机失于疏泄，发病为瘿瘤。用金匮肾气丸合香砂六君子丸治疗一月后，精神好转，饮食有增，腹部舒适。舌淡红而嫩，齿痕已不明显，舌苔薄腻（图47-2）。继续治疗三个月后，健康状况明显好转，面色红润，颈部肿块基本消除，肢体重胀感亦退，活动轻劲有力。能正常上班不觉疲劳，惟心跳较快，容易出汗，甲状腺

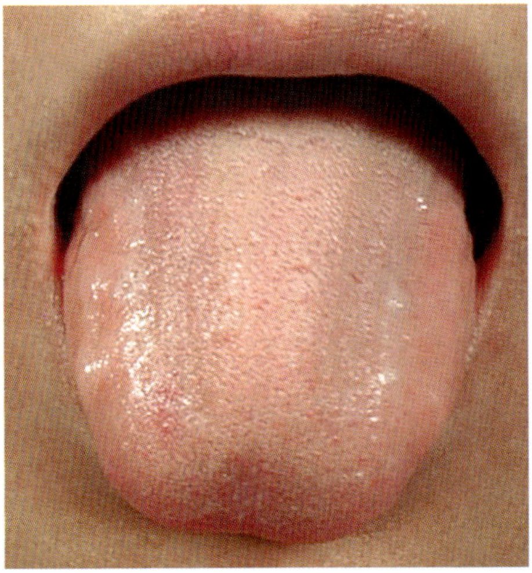

图47-1

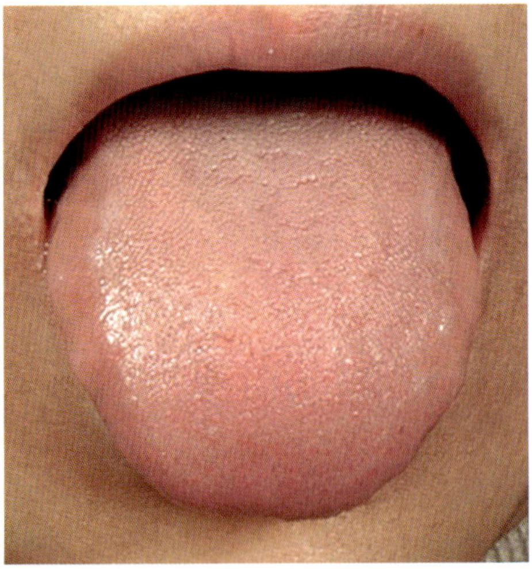

图47-2

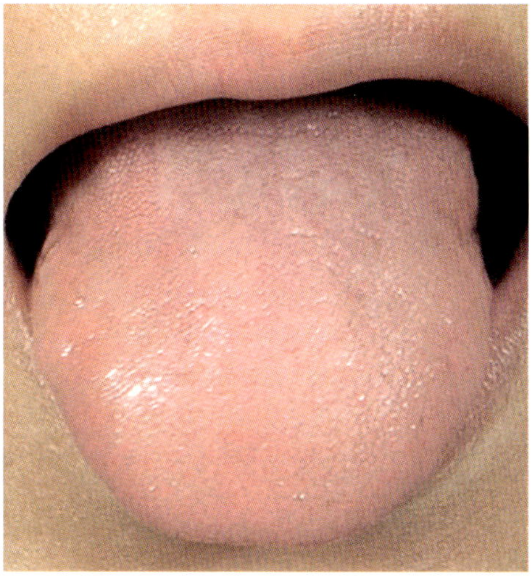

图 47-3

素片改为每日半片维持。舌象红润苔薄净（图 47-3）。

例 7. 董某　女　52 岁

胃脘痛已 2 年，经常嘈杂嗳气，进食后饱胀痛甚。近来经常参加宴席，酒菜丰盛致胃脘灼痛加剧，嗳腐、泛吐酸苦，口干苦而黏，大便三日未解，腹胀，矢气秽臭，夜寐不安，脉象弦滑。舌红，舌尖起刺，舌苔黄腻，舌根部垢浊（图 48-1）。

西医诊断：慢性胃炎、消化不良。

中医辨证：胃脘痛（胃肠食滞、湿热中阻）。

分析与治疗：“饮食自倍，肠胃乃伤”，病起于暴饮暴食，食积难化，中焦阻塞，气机不通，先用小承气汤合平胃散荡涤胃肠，同时禁食二餐。药后，腑气畅通，腹满顿消，饮食少思，口中黏腻，小便黄浊，舌红，舌苔白腻，舌中、舌根黄（图 48-2），脉弦。提示积滞已消，湿热始化，续以三黄泻心汤合平胃散治疗。二周后，脘腹部胀痛已除，嗳气泛酸减少，纳谷知味，大便日行。但饥则嘈杂，食后嗳气诸症仍有，舌红较退，黏腻苔已化，舌中仍有少量黄苔（图 48-3）。此乃中焦湿热未清，脾胃运化尚未完全恢复，除药物治疗外，更需纠正不良饮食习惯。

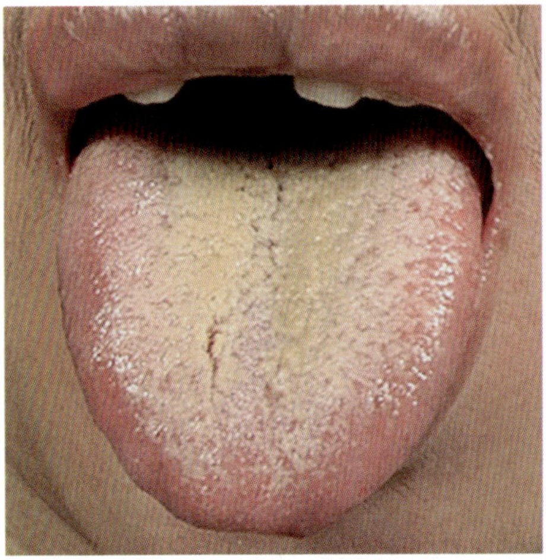

图 48-1

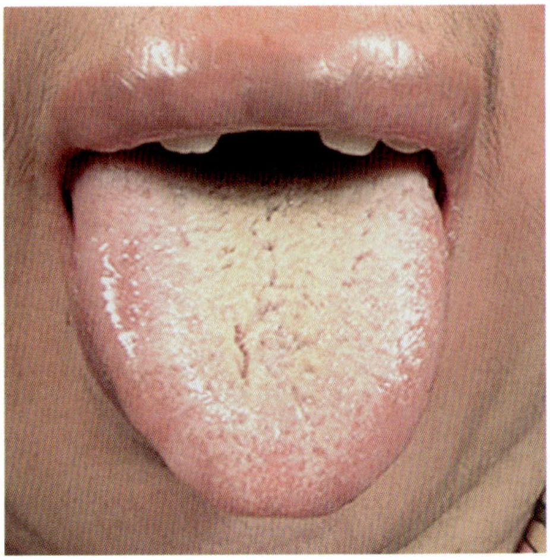

图 48-2

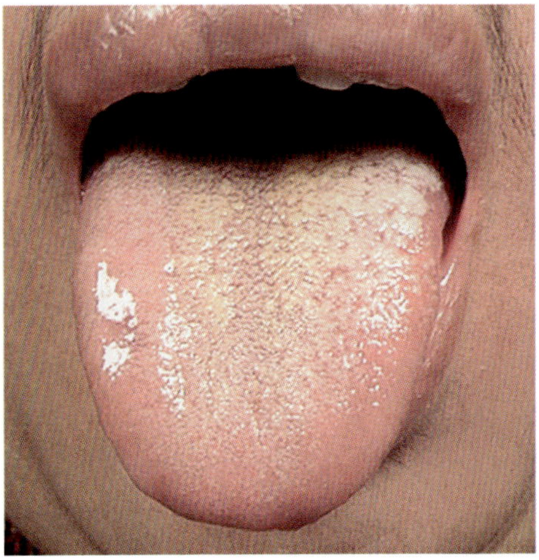

图 48-3

例 8. 龚某　男　61 岁

患者从事公安工作廿余年，经常连续工作彻夜不寐。由于长期紧张而辛勤的工作和不规则的生活，导致失眠、心烦，血压升高，近年来常出现心悸，胸闷，头昏目眩，腰酸耳鸣等症状，容易疲劳，口干便秘，经常服降压药及丹参片治疗。住院当天清晨起感觉舌体活动不灵便而来院就诊。血压 162/96mmHg，心电图示：心率 96 次 / 分，窦性心律不齐。头颅 CT 检查正常。脑血流图示：脑中动脉血管变细。脉弦紧带数，舌淡红青紫，舌中裂纹较多，苔薄白（图 49-1）。

西医诊断：高血压、中风先兆。

中医辨证：风中经络（气虚血瘀，心肝火旺）。

经西医紧急处理后，血压稳定，舌体异常感觉消除，活动如

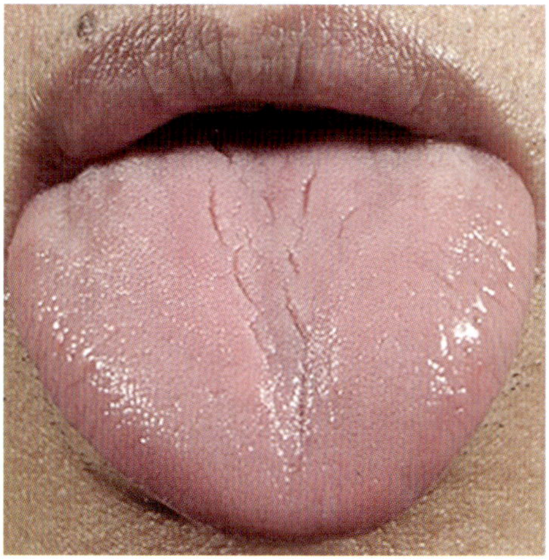

图 49-1

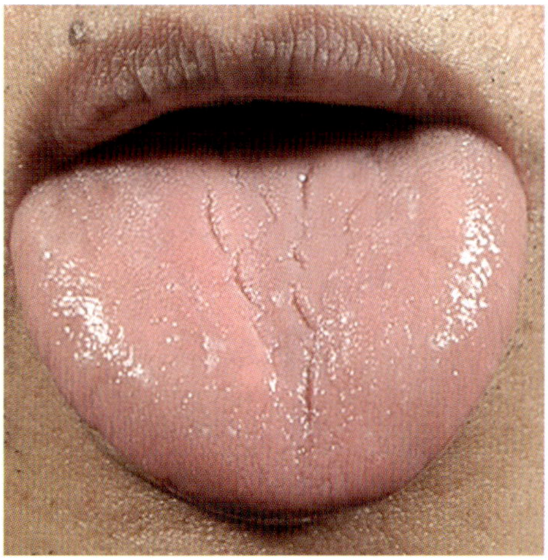

图 49-2

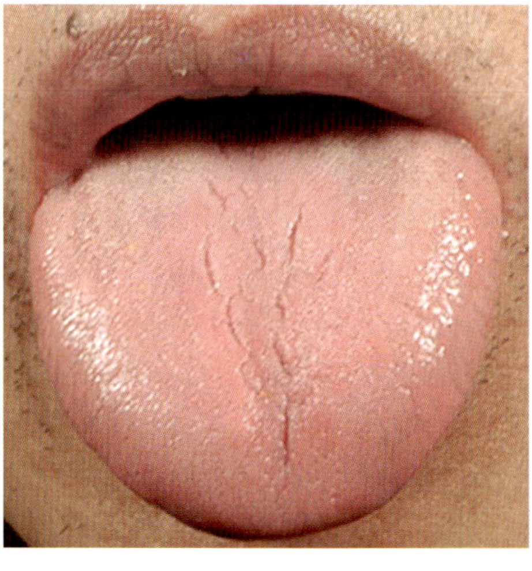

图 49-3

常而出院。二周来主要服用珍菊降压片、复方丹参片治疗，胸闷不舒服麝香保心丸可缓解。惟睡眠不佳，多梦易醒，口干、纳少乏味，眩晕耳鸣，腰酸乏力，舌质红，舌面裂纹增多加深，舌苔薄白（图 49-2），脉细弦带数。

分析与治疗：舌面裂纹多是由舌黏膜乳头失于滋养而致，结合全身症状，气阴不足之象明显。长期单服活血化瘀，芳香理气之品，有伤阴耗气之弊。选用西洋参、三七合丹参片共进。取其气阴双补、活血和血之义。经 2 个月治疗，精神振作，纳眠均安，症状基本消除，舌质红润，舌苔薄白（图 49-3），脉弦。

例 9. 袁某　女　53 岁

尿路感染十余年，每当劳累或月经期前后多发。平时带下黄稠，大便干结，口干而饮水少，小腹时有隐痛。一周前因淋雨受冷而发热、咽痛，体温 37.8℃，服感冒退热冲剂而解。次日出现尿频、尿急、尿痛，尿黄赤量少，小腹胀坠，伴右侧腰痛等症状。服抗生素 3 天，症状尚未控制。尿常规复查：上皮细胞（+++），白细胞（25 ~ 30），红细胞（8 ~ 10）。舌苔薄黄而干，舌色红绛舌中裂纹，舌根少苔（图 50-1），脉弦滑带数。

西医诊断：尿路感染。

中医辨证：热淋（下焦湿热，气阴两虚）。

分析与治疗：素体气阴不足，本次感冒引发宿疾，根据“急则治标”的原则，先予三妙丸合八正散清热利湿。治疗 1 周后，小便次数减少，排尿热痛感消除，小腹部亦舒，尿检：上皮细胞（+），白细胞（3 ~ 5），红细胞（0 ~ 2）。提示：重用清热利湿之剂，邪热湿毒得以外泄。尚有口干，腰酸乏力，夜寐多梦，纳呆、便秘，舌红绛而干，舌中裂纹增多，舌苔薄而根剥（图 50-2），脉细弦。此属气阴两虚之征，即予增液汤加知柏地黄丸，共奏益气养阴之功。服药两个月，舌质红润，裂纹大部愈合，舌苔薄白而润（图 50-3）提示：急性感染症状改善后，续宜益气养阴兼以清利湿热，标本兼顾，才能巩固疗效减少复发。

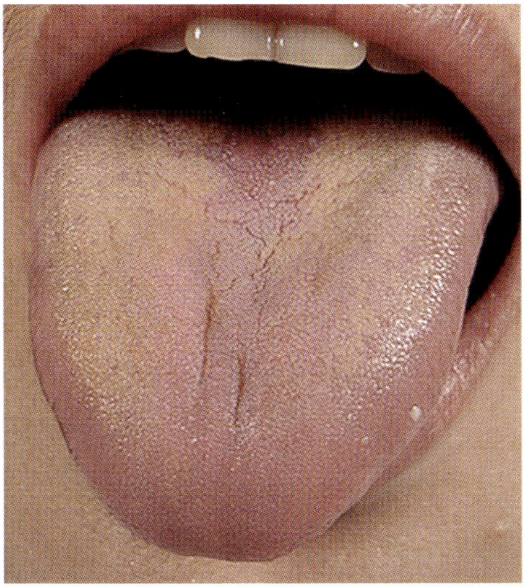
图 50-1

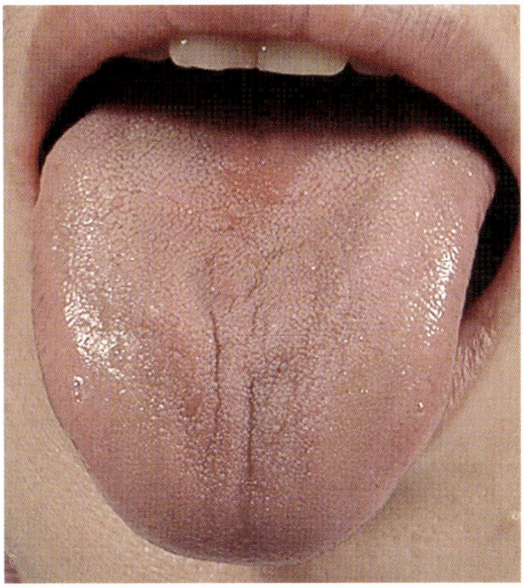
图 50-2

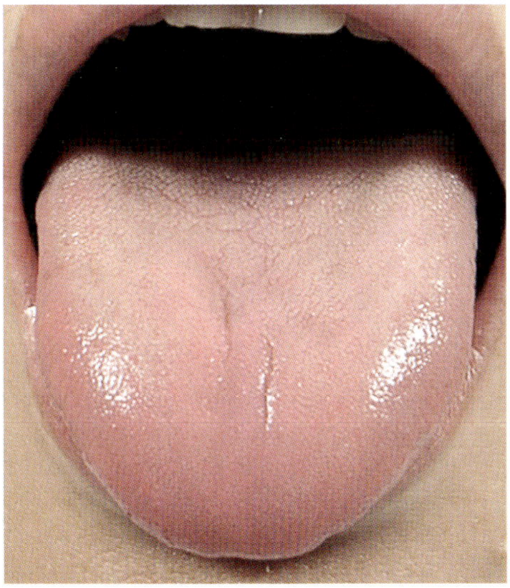
图 50-3

例 10. 黄某　女　66 岁

患颈椎病十余年，症状逐年加重。夏季因室内空调温度偏低，导致颈肩与背部肌肉酸痛，关节伸展不利。上臂活动受碍，按之有索条状硬块，累及前臂，疼甚不得安卧，捶击、推拿可缓解。CT 检查：颈椎 4、5、6、7 椎增生、椎间隙变小。经针灸、推拿、理疗，及药物治疗，疼痛虽减，但臂力大损，手指麻木，昼夜不休，持针握笔均困难。舌淡红带紫，舌两边瘀斑呈片状，舌尖乳头增粗偏红，舌苔薄腻花剥（图 51-1），脉细弦而缓。

曾患十二指肠溃疡出血；子宫功能性出血引发严重贫血及子宫全切除术。术后机体免疫功能低下，全血降低，血黏度增高（红细胞变形性差）。形体肥胖，呼吸气短，容易感冒，皮肤多斑点，下肢浮肿，睡眠不安。

西医诊断：颈椎退行性变，血黏度增高。

中医诊断：痹证（气虚血瘀，肝肾不足）。

分析与治疗：脾肾久虚，精血不足，气虚推动无力，血流不畅而瘀滞。嘱每日用人参 5 克、三七 3 克、藏红花 0.3 克，煎汤代茶；同时坚持颈椎操。三个月后，颈椎疼痛减轻，颈肩关节活动基本恢复，手指麻木时轻时重，尚能坚持写作，浮肿亦见减轻。舌淡红，舌边瘀斑减少，色淡紫，苔薄白（图 51-2），脉细

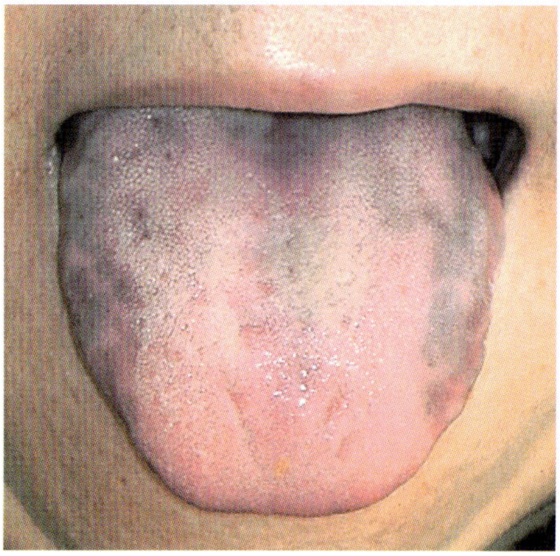

图 51-1

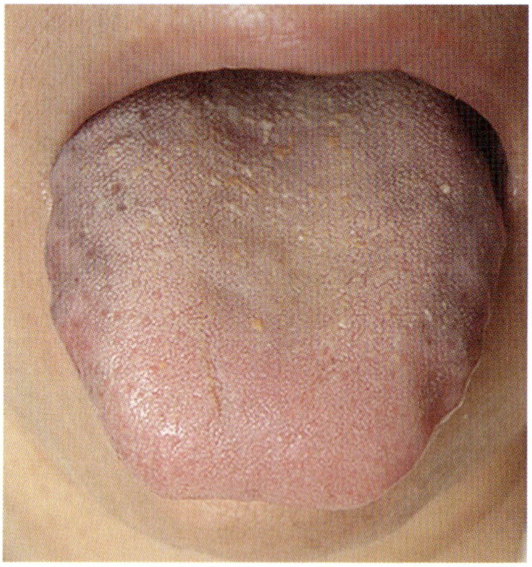

图 51-2

弦。表明益气活血之剂初见成效，全身气血运行已有改善。骨质增生等退行性改变与肝肾精血亏虚有关，宜用养血舒筋、补肾壮骨之剂调治。左归丸、健步丸等为常选之品。

第四章

舌诊与其他症状综合分析

临床诊断疾病，不仅要观察舌象特征，还要与望、闻、问、切四诊结合起来，全面了解病情，综合分析，才能作出正确的诊断，为治疗提供可靠的依据。本章选录了 10 个病例，读者可以从中了解中医在临床诊断时，是如何综合分析舌诊和其他症状的临床意义，了解中医独特的辨证思维方法。

病案 1. 赵某　男　60 岁

主诉：咳嗽气急近 30 年，加重 1 周。

病史：1 周前，因感受风寒，出现发热恶寒，鼻塞流涕，引发咳嗽气急。服午时茶二天，发热恶寒，鼻塞流涕已除，但咳嗽未止。临诊所见，患者咳声低怯，活动时呼吸气急、自汗，痰稀色白量少，神疲乏力，舌色淡白，舌体胖嫩，舌苔薄白腻（图 52)，脉虚数无力。

病情分析：患者出现神疲乏力，自汗，咳声低怯，脉弱，提示久咳伤肺，卫外不固；咳嗽痰稀量少，是因肺气不足，宣肃无力所致；咳嗽日久，咳声低怯，活动时伴有气急，脉虚数无力，是久咳伤肺，久病及肾，肺肾气虚（肺功能减退）的表现。

从舌象分析，舌上没有厚腻苔，说明体内没有痰湿壅塞的病变，“咳痰稀薄、量少”也证明本案患者的主要症结并不是痰湿阻肺。舌色淡白为气血不足，结合舌体胖嫩特征，提示本案患者为气虚推动无力，水液停聚。

西医诊断： 慢性支气管炎伴肺功能不全。

中医辨证： 肺失宣肃，肺肾气虚。

分析与治疗： 根据"急则治标，缓则治本"的原则，先用"祛痰灵"化痰止咳。用药三天，痰除咳止，气急依旧。继服"玉屏风散"口服液补气固表，提高免疫力，预防感冒；同时用"参蚧散"补益肺肾，改善肺功能。(参蚧散：人参、蛤蚧各取等量，共研细粉，每日 6 克，分二三次吞服)。

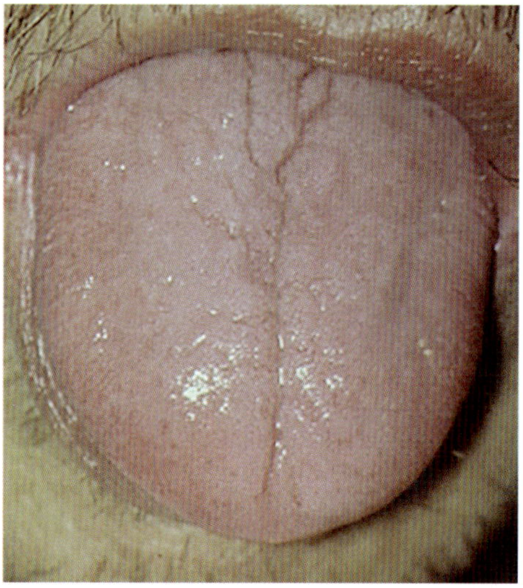

图 52

病案 2. 刘某　男　55 岁

主诉： 咳喘十多年，加重 1 周。

病史： 咳嗽反复发作十多年，近 1 周咳嗽加重，咳甚则气喘不能平卧。自服祛痰止咳药未见效。痰黏稠色白量多，咯痰不爽，胸闷，背部畏寒，舌苔白厚腻（图 53），脉弦滑，有长期吸烟史。

病情分析： 咳嗽，气喘不能平卧，是由于痰浊阻肺，肺失宣降，肺气上逆所致；胸闷，痰黏稠量多，咯痰不爽，提示痰停于肺，气道不畅；脉弦滑也是痰浊内停之征。

从舌象分析，本例见舌苔白厚腻，兼有畏寒，提示呼吸道有寒痰停聚。结合其他症状如胸闷、气喘，不能平卧等，均说明患者的咳喘与痰阻气道有关。与病案（1）相比，前者属于虚证，本案属于实证。

西医诊断： 慢性支气管炎继发感染。

中医辨证： 痰湿阻肺。

分析与治疗：“急则治标”，先用小青龙汤（麻黄、芍药、细辛、干姜、甘草、五味子、半夏、桂枝）与苓桂术甘汤（茯苓、桂枝、白术、甘草）合方，止咳平喘，温肺化痰。根据中医“脾为生痰之源，肺为贮痰之器”的理论，咳喘消除后，改用参苓白术散为主方随症加减，健脾补肺，预防痰湿产生。夏季是这类疾病的缓解期，更需抓住机会进行调养，这就是“缓则治本”、“冬病夏治”的道理。

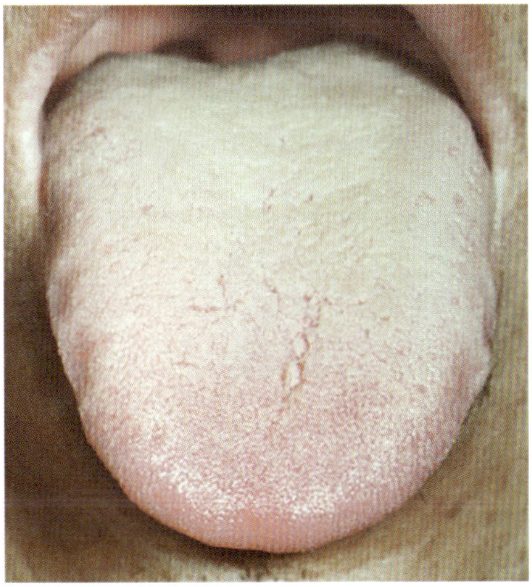

图 53

病案 3. 张某　男　53 岁

主诉： 咳嗽痰多，伴食欲减退 1 周。

病史： 平时体质较弱，经常感冒。2 周前因感冒引发咳嗽，自服抗生素 7 天，咳嗽至今未愈，食欲明显减退而来就诊。患者形体消瘦，面色萎黄，咳嗽痰多，色白质黏，喉中有痰鸣声，不思饮食，食后饱胀不适，午后腹部胀气，大便不成形，1 日 2～3 次，舌色淡白，舌苔白厚腻（图 54），脉虚弦无力。

病情分析：患者的临床表现可分成二组。一组症状与肺有关，如容易感冒，提示肺卫气虚，自身防御功能减退；咳嗽痰多、色白质黏，喉中痰鸣，是肺失宣肃，津液停聚成痰所致。另一组症状与脾胃运化失常有关，如食欲减退，大便溏薄，脘腹胀满，提示脾胃气虚，运化无力；形体消瘦，面色萎黄，脉虚无力，是脾胃运化功能减退，气血生化乏源所致。

舌象提示，本例属于虚实夹杂证。舌苔白厚腻是实证的表现之一，结合其他症状，本病例的白厚腻苔是由于痰湿积聚于肺所致；舌色淡白属于虚证的表现之一，本病例为脾失健运，气血化生不足，饮食精华不能为人体所用，病位在脾。

此外，盲目滥用抗生素，也可出现厚腻苔，是药物引起的胃肠道功能紊乱的毒性反应，可以通过询问发病后的服药情况得知。

西医诊断：支气管炎、消化不良。

中医辨证：痰湿阻肺，脾胃气虚。

分析与治疗：脾胃运化功能正常，能从根本上减少痰湿等废物的产生。先用“止嗽散”加炙麻黄（汤剂）化痰止咳，并停用抗生素。待厚腻苔退净（提示痰浊已除），再予健脾益气，用

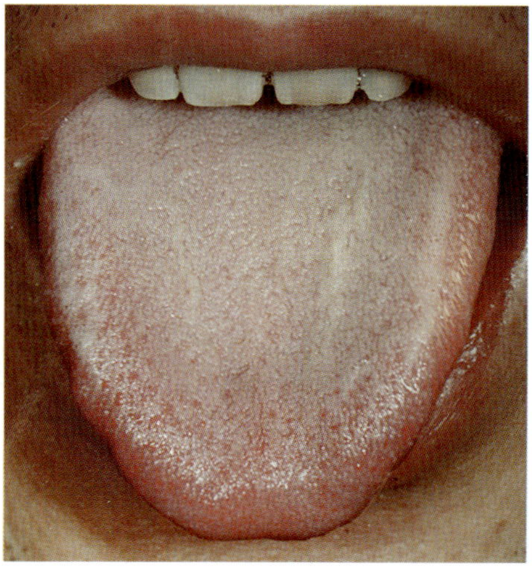

图 54

“香砂六君子汤”调养。

注：以上 3 例均有咳嗽，但舌象和兼症均有不同之处，由此可以确定疾病的性质和脏腑定位，由此引出的辨证结论与治疗用药均有区别。

病案 4. 魏某　女　45 岁

主诉：腹痛泄泻，伴胸胁胀闷，反复发作半年余。

病史：半年前曾与邻居争吵，一直耿耿于怀。此后经常胸胁胀闷，叹息则舒。每遇情绪不悦时，则腹痛泄泻，排便不爽，泻后腹痛可暂时缓解，如此反复不已。食欲减退，消瘦乏力，舌色暗红，舌苔薄白（图 55），脉虚弦无力。

病情分析：病起于邻里纠纷，由情绪波动所致。肝主疏泄，调畅情志，肝气郁结，气机不畅，故胸胁胀闷、喜叹息，排便不爽；肝失疏泄，影响脾胃运化，每遇情绪不悦则腹痛泄泻。持续的不良情绪可损及脾胃，导致食欲减退，乏力，便溏，脉虚无力，病变由肝及脾，涉及肝脾二脏

从舌象分析，舌色暗红提示气血运行不畅，结合本例其他临床表现，主要是因情绪不悦导致肝气郁结，气机郁滞，进而影响

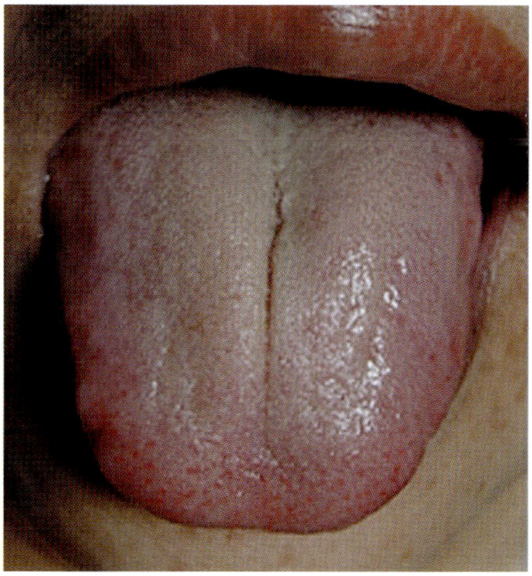

图 55

血液运行。舌苔薄白，说明体内无病理性废物停聚。

西医诊断：慢性结肠炎。

中医辨证：肝郁脾虚。

分析与治疗：本例为情志致病，应以心理疏导为主，中药治疗为辅。患者应保持心情舒畅，对病情改善至关重要。中药治疗宜疏肝健脾，减少肝气郁结对脾胃功能的影响。病情发作时，选用痛泻要方、逍遥散等，重用白芍、甘草，缓解肠道痉挛而引起的腹痛。病情缓解时，服“四君子汤”（人参、白术、茯苓、甘草）或“六君子汤” 健脾益气。

病案 5. 黄某　男　49 岁

主诉：腹泻 2 个月，近二周症状加重。

病史：黎明时腹痛腹泻，大便中夹有不消化食物，形体消瘦，畏寒，手足不温，腰部与小腹部冷痛，神疲乏力，食欲不振，面色晦暗，舌色淡白，舌体胖大，舌苔白腻（图 56），脉沉迟无力。

病情分析：黎明时腹痛腹泻，是肾阳不足，火不暖土的特征之一；腰腹冷痛，食欲不振，消瘦，大便夹有不消化食物，是由于脾肾阳虚，运化无力，气血生化不足所致；面色晦暗，畏寒，肢体冷，神疲乏力，脉沉迟无力，是阳虚证的共有症状。

从舌象分析，舌色淡白与舌体胖大同时出现，提示阳虚推动无力，水湿停聚；结合本例症状，舌苔白腻提示脾肾阳气不足，水湿不化，导致寒湿停聚。

西医诊断：肠结核。

中医辨证：脾肾阳虚。

分析与治疗：中医理论认为：“肾阳”是人体阳气的根本，在脾肾阳气共同作用下，完成对饮食营养的消化吸收。补益脾肾阳气，不仅可以治疗虚寒性腹泻，还能增强排毒（湿浊）功能，用“真人养脏汤”（人参、当归、白术、肉豆蔻、肉桂、炙甘草、白芍、木香、诃子、罂粟壳）加“四神丸”（肉豆蔻、补骨脂、五味子、吴茱萸）治疗。

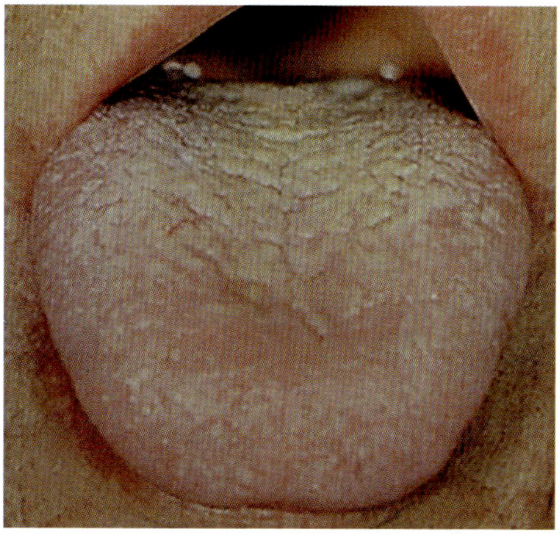

图 56

病案 6. 戚某　男　34 岁

主诉：腹痛、腹泻反复发作 1 年，加重 2 天。

病史：十年前开始腹泻，经治疗效果不显，而多次做肠镜检查，结果未见异常。平时因饮食过量或稍受寒冷即发生腹泻。昨天午餐后，喝过一杯冰冻橙汁，旋即感到腹绞痛，便急难忍，大便一日三四次，泻下清稀不成形，腹痛喜温喜按，形体消瘦，四肢不温，舌色淡白兼见青紫，舌苔薄白（图 57），脉沉迟无力。

病情分析：便下清稀，腹痛喜温喜按，为里虚寒证的表现；饮食过量或稍受寒即出现腹痛、腹泻，是脾运不健，脾阳不足，御寒功能减退；喝冰冻饮料即腹绞痛、腹泻，是外寒入里，损伤脾阳，使肠道痉挛，肠蠕动加快所致；脾胃运化水谷精微功能减退，不能充养肌肤，故形体日渐消瘦；四肢不温，阳虚日久，温运失司，血脉凝滞，故舌色兼见青紫。脉沉迟无力是里虚寒证之特征。

从舌象分析，色淡白兼青紫多见于虚证、寒证，结合本例有腹痛喜温喜按的症状，提示本案为虚寒证（脾阳虚）；舌苔薄白，说明胃肠道并无食积停滞。

西医诊断：慢性结肠炎（疑似）。

中医辨证：脾阳虚。

分析与治疗：慢性腹泻多因饮食不节，冷暖不匀，导致脾运失常所致，属于虚证。先用附子理中汤与芍药甘草汤合方，温中散寒，缓急止痛，健脾止泻。缓解期宜经常食用生姜、红枣、怀山药调养。忌生冷饮食，并注意腹部保暖。

注：以上3例均以腹泻为主症，由于舌象与兼症不同，以舌象特征定性，以兼症定位，辨证结论与治疗用药均有区别，这就是中医辨证论治的特点。

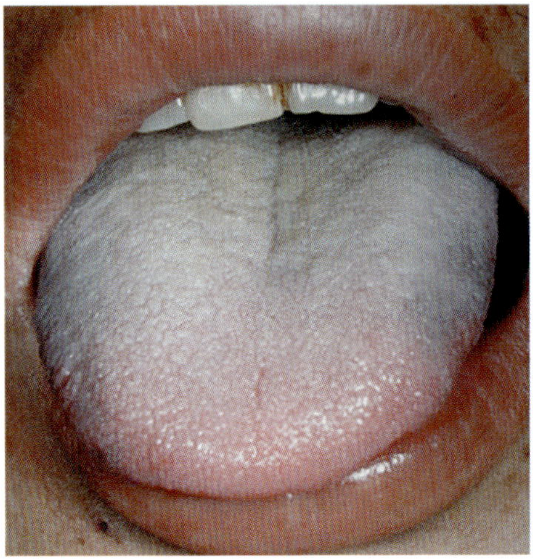

图 57

病案 7. 胡某 女 41岁

主诉： 胃脘胀痛，伴嗳气、泛酸1周。

病史： 近1周以来，因工作不顺利，心情焦急，易烦躁，食后胃脘胀痛连及两胁部，胸闷喜叹息，食后嗳气、泛酸，情绪不悦时胃痛加重，舌暗红，苔薄白腻（图58），脉弦细。

病情分析： 患者病起于情绪不悦，从中医理论分析，属于肝气不舒，影响胃腑的消化、通降功能。心情焦躁，胸闷叹息，是由于肝失疏泄，气机郁滞所致；嗳气、泛酸，是肝气犯胃，胃失和降的表现；气机不畅，不通则痛，可导致胃脘胀痛；气滞疼痛可引起血管平滑肌痉挛，则出现弦脉。

从舌象分析，舌色暗红是肝郁气滞，血行不畅的表现；舌苔薄白腻，提示肝气犯胃，胃失和降，湿浊郁阻于胃脘。

西医诊断： 慢性胃炎。

中医辨证： 肝胃不和。

分析与治疗： 运用心理疏导法，舒缓情绪，消除由不良情绪引起的消化道逆蠕动。具有疏肝和胃的中药能有效缓解胃肠道平滑肌痉挛，消除肝胃气滞引起的胀痛、嗳气、泛酸。方用加味柴胡疏肝散（柴胡、白芍、白术、青皮、陈皮、川芎、红花、生姜、木香、香附、枳壳、甘草、海螵蛸），饭前配合服用“陈香露片”，每日 3 次，每次 4 片。

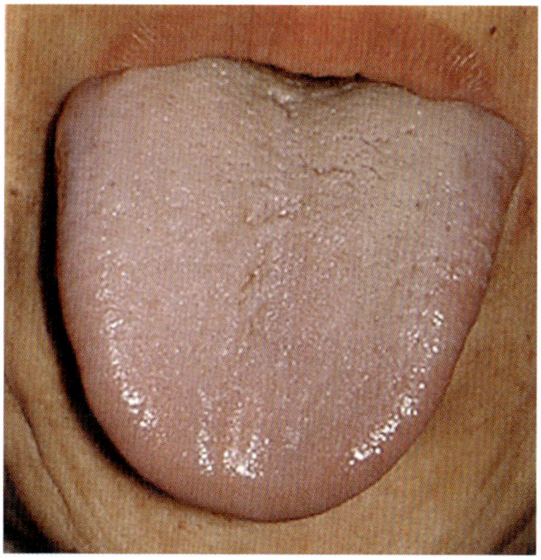

图 58

病案 8. 龚某　男　47 岁

主诉： 失眠，心悸，消瘦乏力 1 年多。

病史： 经常失眠，必须服安眠药才能入睡，睡中多梦、易醒。平时经常头晕，神疲乏力，活动时心悸，食欲不振，大便溏薄，劳累后下肢轻度浮肿，面色萎黄，形体消瘦，舌色淡白，舌边有齿痕（图 59），脉虚无力。

病情分析： 本病例有二组相互关联的病理变化。一组与“心藏神”功能减退有关，表现为心悸、失眠、多梦易醒等症，是心血不足，血不养神所致。另一组为“脾主运化”功能减退，表现为食欲不振，便溏，面黄肌瘦，下肢轻度浮肿，提示气血生化乏源，废液停聚。神疲乏力，头晕，脉虚无力是气虚的共性症状，可引起大脑供血不足，脑功能减退。

舌象表现出虚证的特征：舌色淡白，舌边齿痕均为气血不足之象。

西医诊断：神经衰弱。

中医辨证：心脾两虚。

分析与治疗：此类病例多见于工作、学习压力过大者，属于亚健康的表现。长期用脑过度，睡眠不足，多思多虑，不仅暗耗心血，又会抑制脾胃运化功能，最终导致心脾两虚，用“归脾汤”健脾益气，养血安神。

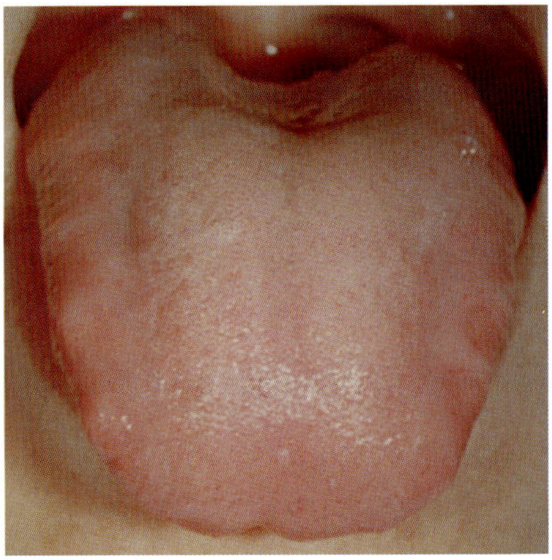

图 59

病案 9. 蒋某　女　35 岁

主诉：心悸半年，加重 1 周。

病史：半年前曾患病毒性感冒，高热十余天，伴心动过速。热退后，心动过速未消除，心电图检查发现心肌供血不足，结合血液检查，诊断为“病毒性心肌炎”。此后经常发生心悸。近 1 周，心悸日夜频发，心烦不安，睡眠不宁，伴有头晕，口干咽燥，腰酸，耳鸣，舌红（图 60），脉细数。

病情分析：从舌象、脉象特征分析，属于虚热证（阴虚证），病变涉及心肾两脏。如心悸怔忡，心烦，睡眠不宁，提示心失濡养，虚热扰神；头晕，腰酸，耳鸣，提示肾阴不足，失于濡养；口干咽燥，舌红，脉细数，是阴虚内热的特征。

西医诊断：心肌炎后遗症。

中医辨证：心肾阴虚。

分析与治疗：宁心安神，滋阴补肾。用柏子养心丸（柏子仁、枸杞子、麦冬、当归、石菖蒲、茯神、元参、熟地、甘草），西洋参每日 5 克，煎汤代茶，加用生脉饮口服液，改善心肌供血。治疗 2 周，症状明显改善。

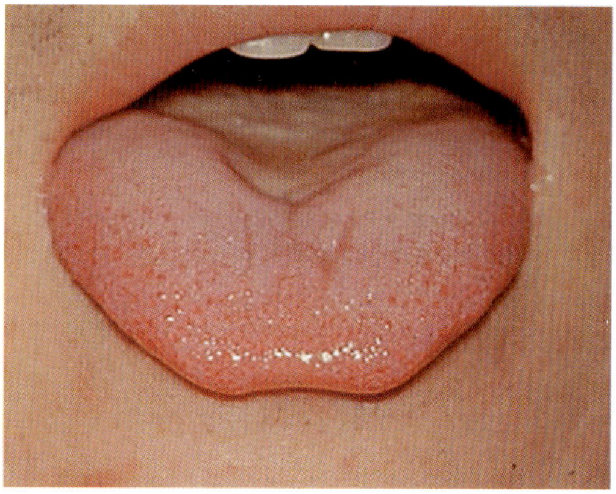

图 60

病案 10. 郑某　女　46 岁

主诉：间歇性尿液混浊 1 个月。

病史：尿液混浊呈乳白色已有 1 个月，时有时无，多见于疲劳时。排尿无疼痛感，尿次亦正常。伴神疲，头晕，食少，腹胀，面色萎黄，形体消瘦，四肢无力，舌色淡白，舌苔薄白（图 61），脉虚无力。

病情分析：本案出现一系列脾失健运，气血化生不足的症状，如食少，腹胀，面色萎黄，形体消瘦，四肢无力等，由此可以确定病位在脾。从脏腑生理功能分析，脾脏不仅有化生气血，充养肌肤的功能，而且具有“升清”的功能。通过经络和血脉，把营养物质上输到头部，为大脑提供必需的能量。脾的“升清”功能减退，气血不能上荣头部，必然影响大脑功能而出现头晕。营养物质不能通过脾的“升清”输布到全身，反而出现小便混浊，提示“脾虚下陷”，精微物质随尿而泄。“劳则气耗”，过度劳累，损耗元气，影响及脾，所以疲劳时症状加重。

从舌象分析，舌色淡白，是气血不足的征象，结合本案的其他症状，主要是由于脾虚气陷，谷气下流所致。舌苔薄白在本案中无辨证意义。

西医诊断：尿液混浊（待查）。

中医辨证：脾虚气陷。

分析与治疗：健脾益气，改善脾的“升清”功能。用“补中益气汤”治疗。平时用生晒参10克、黄芪15克、红枣十只（1日量），煎汤代茶，避免过度劳累。

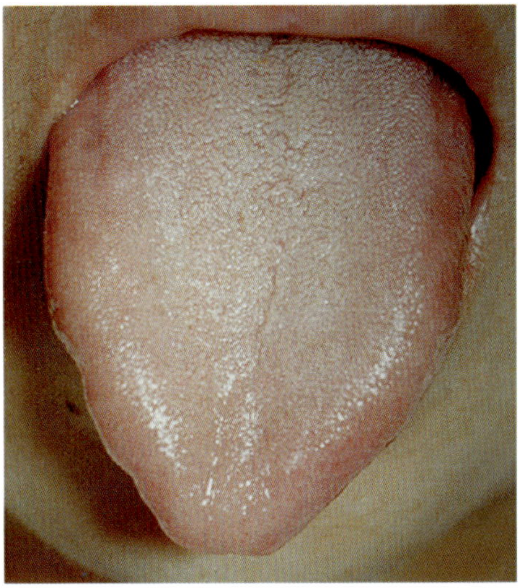

图61

附录一

舌象、病证与饮食宜忌表

	（1）气虚类	（2）血虚类	（3）阴虚类
舌象特征	舌色淡红或淡白，舌体胖嫩，多见舌边有齿痕，舌体萎弱，运动无力，或舌面出现裂纹，舌苔薄白，或者少苔，亦可出现剥苔	舌色淡白，舌体瘦薄，舌面可见裂纹，舌体运动软弱，舌苔薄白，或苔少，或剥苔	舌色红，或红绛，常伴有红点或芒刺，舌体干燥，有裂纹，或见舌体瘦薄而干，容易患溃疡，或出现舌体振颤，舌苔薄，少苔，有时出现剥苔，甚则舌苔剥光为镜面舌
临床症状	面色少华，全身乏力，容易疲劳，动辄气短，汗出，语音低微，头昏目眩，容易感冒，食欲不振，纳后腹部坠胀，多见软便，腹泻。尚可出现低血压，内脏下垂，白细胞减少等疾病，各种病证在劳累后加甚，休息后可改善者，均属气虚的特征	头昏目眩，睡眠不佳，多梦，面色淡白，口唇、爪甲亦少血色，目干涩无神，容易疲劳，视力减退，四肢麻木或痉挛，皮肤干燥性瘙痒，头发稀黄无泽，大便干燥难解，女子月经量少、色淡，周期推迟	形体消瘦。颧面潮红，容易头面升火，眩晕，心烦，手足心热，经常出现低热，目干涩，视物不清，口干，便秘，经常出现口腔溃疡，睡眠不佳，多梦或盗汗，尚有干咳无痰，耳鸣，腰酸等症状
适宜食物	白米、糯米、芋艿、薏仁、南瓜、赤豆、栗、甘薯、山药、胡萝卜、香菇、豆腐、银杏、胡桃、枣、桂圆、麦芽糖、蜂蜜、蜂王浆、苹果、葡萄、椰子、樱桃、牛肉、牛乳、蛋、鸡、鸭、鸽子、乌贼鱼、鲑鱼、鲫鱼、黄鳝、牡蛎、鳗、燕窝	猪肝等动物肝脏、菠菜、胡萝卜、芹菜、蜂蜜、枸杞、枣、桂圆肉、胡桃、落花生、荔枝、葡萄、苹果、水蜜桃、樱桃、猪肉、鸡、蛋、牛乳、牡蛎、鳗、雀、龟、鹌鹑、各种鱼类	百合、藕、莲子肉、枸杞子、蕃茄、绿豆、木耳、香菇、枇杷、梨、椰子、甘蔗、绿茶、柠檬、橙子、香蕉、蜂蜜、菊花、芹菜、丝瓜、甲鱼、牡蛎、荸荠、鸭鸽、燕窝、龟、牛乳、贝类、蚌肉、海蜇、乌贼鱼、银鱼、青鱼、鳗
不适宜食物	芹菜、百合、苦瓜、竹笋、香蕉、生冷瓜果、蟹、海带等寒性或者辣椒、姜等热性的食品、或者过分油腻、厚味、生冷、难易消化的食物	生姜、辣椒、胡椒、桂皮等热性食物	蒜、生姜、八角茴香、辣椒、韭菜、动物内脏、狗肉、羊肉、雀、酒、咖啡、红茶等辛辣的、发热的以及熏烤油煎等热性食物
	（4）阳虚类	（5）精虚类	（6）实热类
舌象特征	舌色淡白或淡紫色，舌体胖嫩而滋润，舌边有齿痕，常伴见舌体振动，舌苔多白而润	舌体瘦薄而嫩，舌色淡或红，多出现裂纹，苔少，或剥苔	舌红绛或紫绛，舌面干燥，多见红点，芒刺裂纹，或溃疡，舌体老，亦有僵硬或短缩，舌苔黄，干燥，也有黑燥苔

续 表

	(4) 阳虚类	(5) 精虚类	(6) 实热类
临床症状	怕冷，四肢不温，脘腹冷痛，体温低于正常人，精神委靡不振，全身乏力，面色淡白少华，口不渴，动辄易汗，大便稀薄，小便清长，尚有浮肿，腰酸，月经痛，性欲减退，阳痿等症状	儿童生长迟缓，骨骼牙齿不坚固，形体矮小，智能低弱，成人早衰，健忘，耳鸣，头发稀少，性功能减退，月经失调，腰痛，小便频多，下肢无力，足跟痛等症状	高热，口渴喜饮冷，面目红赤，咽喉肿痛，口唇热疮或干裂，尿黄赤短少，大便干燥，便秘，心烦，睡眠不宁
适宜食物	糯米、黑米、枣、薏仁、甘薯、山药、芡实、麦芽糖、龙眼肉、银杏、胡桃、胡椒、韭菜、蒜、生姜、辣椒、桂皮、荔枝、菠萝、桃、杏、樱桃、杨梅、黑砂糖、牛肉、羊肉、牛乳、犬肉、雀、海虾、鸡、鹿、鳗	胡桃、黑豆、木耳、枸杞、猪骨髓、甲鱼、龟、雀、鸽、鳗、乌贼鱼、牡蛎、贝类、海参、鲍鱼、蟹、猪肉、牛肉、羊肉、蛋、牛乳、海虾	西瓜、甘蔗、梨、藕、芦根、橙子、葡萄、猕猴桃、椰子、绿茶、菊花、百合、山楂、梅、蕃茄、绿豆、苦瓜、芹菜、黄瓜、荷叶、荸荠
不适宜食物	绿豆、百合、苦瓜、甲鱼、梨、藕、香蕉、柿子、栗、蟹、冷饮，过分油腻的食品	绿豆、百合、苦瓜、梨、藕、香蕉、蛤蜊	辛热的食物如蒜、姜、韭、辣椒、酒、胡椒、茴香、桂皮、奶酪，油煎、烧烤食品，厚味及难以消化食品
	(7) 湿热、痰热类	(8) 寒湿、寒痰类	(9) 气滞血瘀类
舌象特征	舌色红绛，舌苔黄腻，或白腻而干，有时苔上出现霉点	舌色淡或青紫，舌体胖嫩，舌边有齿痕，舌苔白滑或白腻，或灰黑而湿润	舌色青紫或暗红，或有瘀斑，舌脉增粗伸长或曲张，舌苔薄白，或白腻
临床症状	发热，肢体沉重，倦怠，口干不欲饮水，脘腹部胀满，恶心呕吐，或便下脓血，或胸胁绞痛引背，便秘，黄疸，或胸闷，咳吐黄脓痰，或小便黄浊，排尿困难，带下色黄气秽浊，皮肤瘙痒多滋水者亦属湿热证	胸闷如堵，咳嗽痰多，食欲减退，腹胀肠鸣，大便稀溏，四肢不温，浮肿，或关节肿痛	颈、胸乳、脘胁、腹部胀痛，或出现肿块，多嗳气，喜叹息，面色、口唇、爪甲青紫，或色素沉着，情怀抑郁，心烦不宁，或善思多忧，慢性反复出血

续 表

	(7) 湿热、痰热类	(8) 寒湿、寒痰类	(9) 气滞血瘀类
适宜食物	丝瓜、冬瓜、萝卜、绿豆、百合、薏仁、慈菇、荠菜、木耳、山楂、梨、西瓜、芹菜、苦瓜、海蜇、海带	蒜、生姜、韭菜、桂皮、银杏、萝卜、丁香、薏仁、芋艿、辣椒、胡椒、花椒、蜜橘、黑鱼、鲤鱼	萝卜、蜜柑、蒜、生姜、茴香、桂皮、丁香、茉莉花、山楂、桃仁、韭菜、绍兴酒、柠檬、黑砂糖、洋葱
不适宜食物	甘甜、厚味、油腻的食物以及温热辛辣的食品，动物内脏、肉类、奶油、酒类，油煎、烧烤类食品	生冷的食品，盐腌的食物，油腻、厚味、甜食，以及影响肠胃消化的食品	甘薯、芋艿、蚕豆、栗、甜食等容易引起腹部胀气的食物，柿子、蟹等寒性食品。冷饮有收缩血管的作用，影响血液循环，不宜多服用
	(10) 食积类	(11) 风寒感冒	(12) 风热感冒
舌象特征	舌苔厚腻，黏糊，苔色黄或白	舌淡红，苔薄白，舌面滋润	舌色红，或舌尖边红，舌苔薄白稍干，或苔薄黄
临床症状	不思饮食，脘腹部饱胀或疼痛，嗳腐酸臭，多矢气，呕吐物或大便均有不消化食物，伴酸腐臭，多由饮食过多，消化不良所引起	怕冷发热，汗不出，鼻塞流清涕，多喷嚏，头痛，肢体酸痛，咳嗽，痰稀色白	发热怕风，口干，咽喉肿痛，口唇周围发出热疮，咳嗽，鼻塞，涕痰多黄稠
适宜食物	绿豆芽、萝卜、山楂、茶、柠檬、金柑、焦米粥	葱、姜、陈皮、杏仁、橘子、豆豉	芦根、西瓜、橄榄、菊花、绿茶、梨、蕃茄、萝卜、藕、杏仁
不适宜食物	甜食、油腻、厚味、油煎食物，干果类、糯米糕团、花生等	油腻、厚味、生冷的食品，滋补品、肉类食品	辛辣之品、发热的食品、滋补剂，油煎、烧烤食品等

附录二

中医术语解释

三　　画

上逆：正常状态向下运行的脏腑功能，出现向上逆返的病理现象。如反胃、嗳气、呕吐等。

卫表不固：体表防御功能不坚固，免疫功能低下而出现多汗，容易感冒。

久病及肾：病久不愈，会累及肾脏功能，造成全身衰弱。

四　　画

化湿：用芳香的药物、食物，祛除湿邪。

化生：物质分解和合成的过程，概括了体内营养物质和功能状况的变化。

化痰：使痰液稀薄、消除。或使内脏、器官的功能障碍（眩晕、肠功能紊乱等）消除。

气：气概括了体内运动着的富有营养的精微物质和脏腑组织的活动能力。

气虚：体内精微物质及内脏功能、活动能力减弱。多见容易疲劳，四肢无力，语音低弱，食欲不振，动辄汗出等症状。

气虚血瘀：由于气的推动作用减弱，使血液运行迟缓，引起血液瘀阻的病变。

气阴两虚：气虚和阴虚同时出现的病证。多见全身功能减退，语音低微，气短，口干，神疲乏力，烘热汗出，低热等症状。

气虚水湿：由于气的推动作用减弱，导致水液代谢障碍，代谢产物不能及时清除，停留于体内，成为内生的致病因素。

气血两虚：气虚和血虚同时出现的病证。可以见到舌色和面色淡白，神疲乏力，头晕目眩、心慌失眠、肢体麻木、妇女月经量少、动辄易汗，语音低微等症状。

气血两伤：由于疾病耗损机体的气血，造成全身气血耗伤。

气血两补：补气与补血并进的治疗方法。

气滞血瘀：多由于情志抑郁，气机不畅，导致血液运行迟缓涩滞，出现血瘀症状。

气为血之帅：气有化生血液、推动血行、统摄血液的功能，故称气为血的统帅。

心：中医学的心，概括了心脏、血管、循环系统和脑神经功能。有调控人体血液循环和精神活动的生理功能。

心火旺：心主神明（精神情志）的功能亢奋。如：心烦、失眠、舌溃疡、小便热赤等症状。

心火上炎：出现以头面为中心的热象，如面红目赤，头痛，口苦舌疮，心烦失眠等症状。

心肝火旺：心、肝二脏功能亢进，出现口疮，失眠，目赤，头顶胀痛，心烦，急躁易怒等症状。

心肾不交：心火过旺，肾水不足，水不能制火，而出现精神兴奋、不能入睡的症状。

心烦：心神不宁，情绪烦躁。

心病：概括了循环系统（心主血脉）和神经系统（心主神明）二方面的功能障碍。

心脉：心脏和血管。

水：在此，指体内的液体。

水火不济：心主火，肾主水，肾水不足不能上济心火，主要表现为精神情志不得宁静，心烦、失眠等症状。

切诊：运用触、摸、按、压的手法诊察病情，称为切诊。

内热：由内脏功能亢进，出现的发热征象。

内热伤阴：由内热消耗体液和营养，造成机体阴液不足。

内风：肝脏功能障碍，引起神经系统的功能异常，出现肢体振颤，四肢痉挛等症状，亦称为肝风。

中风：由于肝风内动引起突然昏仆、语言謇涩、肢体偏瘫等症状。

风邪：由气候变化等造成的致病因素之一。具有发病快、变化多、多并发症等特点。

风寒感冒：感受风寒之邪，引起怕冷、发热无汗，头身疼痛，鼻塞流清涕等症状。

风热感冒：感受风热之邪，以发热重，怕风，咽喉肿痛，口干、涕痰黄稠为主要特征。

风热犯肺：风邪夹热邪侵犯肺系，出现发热怕风，鼻塞涕黄，咽喉肿痛，咳嗽痰黄，胸痛等症状。

五　画

丝状乳头：舌黏膜上皮形成细长色白的突起，称丝状乳头，是构成舌苔的主要成分。

四诊：中医采用望、闻、问、切四种诊察病情的方法，称为四诊。

正虚邪实：感受病邪严重，机体抵抗力不足的状态。也可指体虚者有痰湿、瘀血停聚于体内的病理状态。

正常舌象：淡红舌、薄白苔是健康者的舌象特征。提示机体生理功能正常。

白腻苔：苔色白，苔质颗粒细腻牢着，不易刮去。提示寒湿困阻的病理特征。

白腻中剥苔：舌苔白腻，中部舌苔剥落，露出光滑的舌底。提示寒湿未化，胃气胃阴已虚的病理特征。

白霉苔：舌苔有霉菌生长，提示正气大伤（抵抗力极差）、湿热秽浊之气泛滥。

性平味淡：作用平和、味清淡的药物或食物，有健脾、和中、利湿的功效。

六　画

灰苔：苔色由白转黑的中间阶段，提示病程较长，病邪（寒、热、湿）逐渐深入体内的舌象特征。

灰苔干红舌：舌质干燥、舌色红、舌苔灰。提示病程较长，热邪深入，体内有伤阴伤津的征象。

血：中医的血，概括了血液及血液的营养功能。

血虚：贫血，面色及黏膜淡白，全身营养不良的状态。可见头昏目眩，心慌失眠，多梦，记忆力减退，月经量少，肢体麻木等症状。

问诊：通过询问病人及陪伴者，了解发病经过，病史以及与疾病有关问题，是诊察疾病的重要方法之一。

血热：热邪深入血分，引起血流加速、容易发生出血等症状。

血热瘀血：高热消耗大量体液，使血液浓缩，血流速度减慢，循环功能障碍。

血热伤阴：血分有热，体内的水分和营养被大量耗损，造成阴虚。

红舌：舌色比正常舌红，是热的征象。

红点舌：舌黏膜蕈状乳头充血水肿，舌面显见粗大的红点，是热盛的征象。

红绛舌：舌色深红，是热邪深重的征象。

红绛舌灰黄苔：舌色深红苔色灰黄。提示热毒之邪蕴郁已久，病情复杂难解。

红舌黄腻苔：舌色红、苔质腻而色黄，提示湿热交阻的病理变化。

红舌类剥苔：舌色红，舌苔部分剥落，但乳头尚未萎缩、舌苔再能复生。提示气阴不足，阴虚内热，丝状乳头生长不良。

舌下：舌体底下，又称舌腹面。

舌下肉阜：舌系带根部高突出呈半球状的软组织。

舌象：舌质和舌苔变化的综合表现。

舌色：舌体的颜色，与循环血液的功能状况有关。

舌诊：观察舌象，诊断疾病的方法。

舌疮：舌上溃疡。

舌苔：舌背面上敷布的苔状物，由丝状乳头为主体构成。

舌体：舌的肌性组织部分。

舌中：舌背面的中部。

舌乳头：舌黏膜上皮形成的突起，根据形状不同可分为蕈状乳头、丝状乳头、叶状乳头、轮廓乳头四种。

舌边：舌背面的二侧。

舌本：指舌根。

舌脉：舌下静脉。正常状况下，在舌系带两侧各见 1 ~ 2 支青紫色静脉，粗细约 2.5 毫米左右，长度不超过舌尖到舌下肉阜的 3/ 5。

舌脉异常：舌下络脉增粗、伸长、曲张等异常变化。提示血脉瘀阻，循环功能障碍。

发物：进食后诱发疾病或使病情加重的食品。

芒刺：热性病发热严重时，舌蕈状乳头充血肿大，突出舌面如刺状。

老舌：舌黏膜纹理粗糙、干燥、坚敛苍老。提示病属实证。

伤食：由饮食过量，或饮食不洁，引起消化功能障碍。

七　画

饮：体内呈水液状的病理性产物，停留在组织器官内，引起功能障碍。如胸水（称悬饮）、浮肿（称溢饮）等。

阴液：血液、津液等体内液体的总称。

阴虚：体液和营养缺少，出现眩晕，皮肤黏膜干燥，口干，大便干结，低热，升火，盗汗，手足心发热，或入夜精神兴奋等症状。

阴虚火旺：由于体内阴液不足，造成阴虚阳亢，出现低热、两颧潮红、心烦、失眠等容易兴奋的症状。

阴虚内热：由于阴液不足，引起发热症状，如手足心发热等。

阴邪：引起寒证的致病因素，如寒冷、湿气等。

阴阳：概括了天地万物中的相对性。中医学中的阴阳，主要指人体生理功能和病理现象的相互对立状态，如兴奋、分解、温暖、上升等属阳，抑制、合成、寒冷、下降等属阴。

肝：中医学的肝概括了部分消化系功能，并对精神情志、血液循环、自主神经和运动神经的协调有关。

肝火：肝脏功能亢进，出现的热性症状。可见烦躁易怒，头痛目赤，胸胁胀满，疼痛如灼等。

肝火上炎：肝脏的热性症状，主要出现在头面部，如巅顶头痛，目赤口苦，急躁易怒等。

肝气：肝的疏泄功能失常，出现情怀抑郁，胸闷喜叹息，两胁作胀等症状。

肝胆湿热：湿热之邪困阻肝胆，影响胆汁的分泌排泄，出现黄疸，胁痛，腹胀、便秘等一系列消化道症状。

肝脾郁热：由肝脾功能失调，出现以胃肠热证为主的病变。

肝风痰火：肝风、痰浊郁久而化火，成为内源性的致病因素。多出现面红目赤，眩晕振颤，甚至中风偏瘫等症状。

忌口：不吃影响疾病治疗和康复的食品。

邪：中医学的邪，泛指人体内外一切致病因素，亦称病邪、邪气。

邪正相持：病原体和机体抵抗力相持抗争的状态。

邪去正虚：在驱除病邪的同时，机体的抵抗力和生理功能亦已损伤。

助湿化热：促进湿邪（寒性）热性化，出现湿热并见的病证。

辛温解表：用性温味辛的药物，通过出汗驱邪外出，解除表证。

寒性体质：天生怕冷喜温热，体温偏低、容易腹泻等。

热性体质：天生怕热不怕冷，体温偏高，容易出汗，便秘等。

扶正：扶持正气，即增加抵抗力的意思。

别络：又称络穴，全身十五络脉各有一个穴位与经脉相联络。

补气：补充和振奋气的含量和功能。

阳气：指机体的能量，活力和体温等。

阳虚：机体能量不足，体力衰退，形体畏寒，内脏功能减退的病理变化。

阳虚水毒：由于能量不足，内脏功能低下，水液代谢障碍，体内液态的病理产物积滞，成为新的致病因素，称为水毒（痰、湿、饮）。

扬汤止沸：是指医者对发热患者没有从消除发热的病因上进行治疗，仅用治标的药物。

阳明腑实证：胃（足阳明经）肠（手阳明经）积热，引起便秘，腹满胀痛，下午高热等症状。

理气活血：疏通气机，使血液循行畅通。

利湿：通过利尿，祛除体内产生的有害物质。

运化：输送及化生营养物质的功能。

运输：将营养物质及水液输送到全身组织，并将代谢产物排出体外的过程。

八　画

拒按：病患部位用手按之疼痛或痛势加剧，患者难以忍受。

苦寒药：味苦性寒的药物。主要用于清热解毒。

实证：病邪盛而抵抗力强，两者相持抗争的病理状况，也指体内痰饮水湿、瘀血等病理产物停聚所引起的病证。

实热：机体与病邪抗争，出现热性症状。

实热病状：持续高热，面目红赤，精神兴奋或烦躁，汗出较多，口渴欲饮，舌红苔黄，脉洪大数实。

肾阳虚：肾脏阳气不足，出现全身生理功能低下，体温下降，腰酸水肿，阳痿、不孕等症状。

肾精：肾脏贮藏的精微物质，与机体的生长、发育、生殖功能有关。

青紫舌：舌色泛青，提示血液循环功能障碍，发生缺氧的舌象。

青紫裂纹舌：舌色青紫，舌体有裂纹。提示瘀血内阻，机体营养不良的病理状态。

肠鸣：肠蠕动发出的声音。

肺：中医的肺，概括了呼吸功能，与血液循环、水液代谢，以及免疫机制的调节有关的多种功能及病理征象。

肺气宣发：指肺的呼气，汗液分泌，体温调节，气道通畅，津液的输布，发音响亮等功能活动。

肺气肃降：指肺的吸气，以及对通调水道，排泄大小便，清肃呼吸道等方面的作用。

表寒证：感冒的一种，出现怕冷重，发热轻，头身疼痛，鼻塞流清涕等症状。

表热证：感冒的一种，出现发热重，怕冷轻，咽喉肿痛，口干，汗出，涕痰黄稠等症状。

杨梅舌：舌面密布芒刺，如杨梅状。提示热毒深重。

九　　画

胃阴：包括胃的消化液，及滋润和生成舌苔的营养物质。

胃气：胃的消化功能，及其产生的能量。

胃气衰败：胃的消化功能丧失。

胃热伤阴：辛热的食物或药物影响，使胃液分泌减少，消化功能减弱。

郁热：由于长期精神压抑不舒，造成慢性发热症状。

活血：扩张血管，加强血液循环功能，使体内的瘀血消除。

祛邪：祛除病邪。

急下存阴：高热损耗体液的状况下，用通便的方法，使体温迅速下降，保存体液不致损伤过多，保持机体水、电解质的平衡。

经外奇穴：十四经脉以外的穴位。

经别：由十二经脉另行分出的一种循行在身体较深部的经脉干线。

经筋：是十二经脉循行部位上分布的体表肌肉系统的总称。

经脉：人体运行气血，联系体内各部分的主要干线。

经络：是人体经脉和络脉的总称。凡直行干线称为经脉，由经脉分出来的网络身体各部分的支脉称为络脉。

厚腻苔：舌苔厚，苔质颗粒细密牢着，不易刮去，提示体内有痰湿或食积困阻。

厚腻苔齿痕舌：舌苔厚腻，舌体胖有齿痕，提示气虚、水湿内停，痰湿交阻的病理状态。

津液：体内有益的水分和营养，包括腺体的分泌物等。

食积：由饮食不节，消化不良，引起的胃肠功能障碍。

食积类：由饮食不节，消化功能受损，引起的一系列病变。

食滞不化：消化不良，食物停滞，引起肠胃功能障碍。

神明：是指神态、知觉、运动等生命活动的现象，与大脑、中枢神经的部分功能有关。

胆：中医的胆，概括了胆汁贮存、分泌，参与消化的功能，并与部分情志活动和神经系统的调节功能有关。

胖大舌：舌体增厚而大，边有齿痕，由舌黏膜水肿引起。

闻诊：通过听声音、嗅气味，诊察疾病的方法。

药补不如食补：适当补充营养，调整饮食结构，比药物治疗更有利于康复。

歪斜舌：伸舌时舌体向一侧歪，由舌神经麻痹引起，多见于中风先兆或中风后遗症。

十　画

益气活血：益气和活血药同用，系改善血液循环的治法。

益气滋阴：补气和滋阴药同用，为治疗气阴两虚的治法。

益气生津：气能生津，补气与养阴生津药同用，可促进津液的化生。

益气补血：气能生血，补气药与补血药同用，可以加强造血功能。

热极：发热及伴随症状十分严重的阶段。

消暑清热：清除暑气，使体温下降。

暑：夏令季节的热邪，引起发热病症。

热极伤阴：由于体温很高，体内的水分（阴液）被大量消耗，造成全身衰弱。

热证：感受病邪，引起机体功能亢进，出现体温升高或发热感，面红，口干喜冷饮，汗出，尿少黄赤，大便干燥等症状。

热性食物：增加热量，促进生理功能，使体温升高，会出现热象的食物。

热毒：引起热性病的病邪，如细菌感染的内毒素等。

脉诊：为通过切脉诊断疾病的方法。

养阴：补充津液和营养物质，维持机体水、电解质及各种营养的平衡。

凉血：清热降温，使血液和血液循环功能恢复正常。

健脾醒胃：帮助消化，增进食欲。

十 一 画

营血：指流动在血脉中的血液及生成血液的营养物质。在热性疾病发展过程中，营血是指病情深重的二个阶段。

黄燥苔： 舌苔色黄，苔质干燥。提示热邪伤津的病理现象。

黄燥苔干裂舌： 舌苔色黄，苔质干，舌体干燥有裂纹。提示邪热炽盛，病体已处于伤津脱液的严重阶段。

胸胁： 胸廓的前面与两侧部。

胸胁苦满： 胸胁部胀痛、闷满。

虚邪贼风避之有时： 预防气候突然的异常变化，如骤冷、骤热，均能成为致病因素，对人体产生伤害。

虚证： 由机体生理功能减退或体内营养成分损耗引起的病理变化。

虚热： 由于身体虚弱而发热。气虚发热多出现于劳累之后，阴虚发热多出现在午后或傍晚。

虚不受补： 身体虚弱，消化吸收功能减退，不能受纳补益药物的治疗，反而出现脘腹胀满，食欲减退等消化不良的症状。

清热： 用寒凉药物，清除热邪，降低体温。

清热解毒： 清除热邪，解除病毒。

淡红舌薄白苔： 舌色淡红，舌苔薄白，提示气血充盈，内脏功能健旺，是正常舌象。

淡白舌： 舌色淡白，提示血虚或气血两虚等。

淡白舌白苔： 舌色淡白少血色，舌苔白，提示气血不足，感受寒邪。

淡胖舌： 舌体胖大舌色淡，提示阳气虚，水湿内停。

淡胖舌薄白苔： 舌体胖大，舌色淡，舌苔薄白，提示阳气虚，水液停聚，运化失司。

淡胖舌白腻苔： 舌体胖色淡白，舌苔白而腻，提示阳气虚，寒湿困阻。

淡紫瘀斑舌： 舌色淡紫，舌面有瘀斑的舌象，提示阳虚血瘀。

梅核气： 喉间似有梅核梗阻感，吞之不下，吐之不出，饮食无妨，与情志有关。

望诊： 依靠医生的视觉观察病情的方法。

十　二　画

温煦作用： 温暖机体及营养作用。

温热散寒：用温性、热性的药物、食物，祛散寒邪，消除寒证。

温热病：感受温热之邪，引起以发热为主症的疾病，如急性传染病。

温热药：药性温热，能祛除阴寒之邪的药物。

温补：用热性药物或食物，补益身体，改善虚寒体质。

温补精血：用温热滋补的药物，使精血充盈。

寒邪：气温急剧下降，或低温刺激一类的致病因素。

寒证：感受寒邪，损伤阳气，出现怕冷，四肢不温，腹部冷痛，取暖可缓解，腹泻水样便等症状。

寒湿：寒邪及湿邪相兼致病，使机体生理功能减弱，代谢产物滞留，出现头重肢困，口中黏腻，消化迟缓，大便黏而溏薄等症状。

寒湿类：由寒湿之邪引起的一系列病证。

寒湿阻滞：寒湿之邪收敛，重浊，影响经络、脏腑的正常功能和气血运行。

寒性食物：消除内热，抑制生理活动，或使体温下降的食物。

寒痰：其特征是痰液稀薄而白。

寒热辨证：用四诊合参的方法，辨别疾病的寒热属性。

寒包火：体表寒邪阻遏，使体内热量不能发散，而引起外有寒象而发热不退的病理状态。

黑燥苔：舌苔干燥，苔色黑，提示热邪深重郁久，津液大量耗伤。

湿：外界气候潮湿或体内水液代谢障碍，而形成的致病因素，亦称湿浊、湿邪。

湿邪内阻：湿邪侵犯人体，引起以脾胃运化功能障碍为主的病证。

湿热：湿邪和热邪同时致病。出现身热缠绵，口中苦黏，胸胁闷满，尿液黄浊，下痢腹痛，里急后重等症状。

湿痹：湿邪侵袭人体，经脉痹阻不通，气血运行不畅，出现肢体沉重，肿痛，或麻木不仁等症状。

滋阴：用滋补的药物，充养阴液。

滋阴生津：用滋补阴液的方法，恢复体液。

滋阴清热： 用补充体液的方法，取得退热降温的疗效。

腻苔： 舌苔的苔质颗粒细密牢着，不易刮去，由丝状乳头角化过盛，代谢产物或黏液等沉积过多所致，提示痰湿困阻的病理变化。

脾： 概括了食物消化、吸收和输送功能。并与水液、营养代谢、造血功能等有关。

脾胃： 胃受纳腐熟水谷，脾的消化吸收运输营养物质，二者共同完成人体消化和吸收营养的生理功能。

脾胃为气血生化之源： 脾胃消化吸收的营养，是化生气血的源泉。

脾胃为后天之本： 脾胃消化吸收营养物质，是出生后形成的。脾胃功能是维持生命活动的营养来源。

裂纹舌： 由舌黏膜营养不良，局部乳头萎缩，舌黏膜细胞之间断裂所致。

裂纹红舌： 舌色红，舌体裂纹，提示阴虚内热或热邪伤津的病理变化。

裂纹淡舌： 舌色淡白，舌体裂纹，提示气血两虚的病理变化。

十　三　画

暗红舌： 舌色红而不鲜明，提示缺氧、血液循环不通畅。

瘀斑： 舌面有青紫或紫褐色的斑点状色素沉着，提示瘀血内阻。

滑苔： 舌苔湿润，多黏液，伸舌欲滴，提示水饮停聚。

强壮补益： 运用以滋补肾精为中心的补益剂（包括补益气血阴阳），达到增强体质的作用。

痰： 由内脏功能减退，水液及营养代谢障碍产生的病理性产物。又成为内源性致病因素。有形之痰是指痰液、肿块等病理产物，无形之痰体现在功能障碍方面。

痰浊： 泛指体内黏液性的代谢废物，可影响正常生理功能，引起多种疾病，如胸闷，恶心，舌苔厚腻等症均与此有关。

痰热： 热邪和痰同时致病，可出现痰液黄稠，胸部烧灼感，头眩升火等症状。

痰火上升： 痰火症状主要表现在头面部，如头面升火，目赤，眩晕头痛，耳鸣等症状。

嫩舌：舌体组织轻度水肿呈浮胖娇嫩，光滑湿润，提示气虚、水湿停聚。

腹诊：通过按腹，观察腹壁的张力和压痛情况，诊断疾病的性质和部位。

解表：通过发汗将体表感受的病邪祛除。

十　四　画

精虚：精是人体重要的营养物质。肾精不足可造成肾的功能衰退，出现生长发育、生殖功能减退和早衰。

精血：肾化生和贮藏精，肝藏血，精血概括了肝肾两脏的营养物质及其功能。

膏粱厚味，助湿生痰：过食酒肉及滋补力很强的食物，会促使痰、湿等致病因素形成。

瘦薄舌：舌体瘦小而薄，提示机体营养亏虚，舌肌萎缩所致。

十　五　画

蕈状乳头：由舌黏膜上皮形成的突起，形状如蕈而得名，主要反映舌色。

增水行舟：运用养阴生津的药物，可以使干燥的粪便排出通畅，是治疗阴虚津液不足导致便秘的治则的形象比喻。

霉点：舌面因霉菌感染，出现的糜粥样白色斑点。

十　六　画

镜面舌：舌苔剥落殆尽，露出光滑的舌面如镜，由机体营养耗竭，舌黏膜乳头萎缩所致。提示气阴大虚，胃气衰败。

薄白苔：舌苔色白，透过舌苔可以清楚地见到舌底的淡红色，称为薄白苔。提示胃气、胃阴充盛，属正常舌苔。

薄黄苔红舌：提示感受热邪，内热亦盛，表里同热。

薄白苔舌边尖红：提示外感风寒，肺系、体表有热。

辨证：将望、闻、问、切四诊采集的临床资料，从病因、病位、病性、及邪正双方对比，进行综合分析辨别，作出结论的思维判断过程。

十　七　画

燥屎： 大便干燥硬化成块状。

燥湿： 用香燥药物，祛除湿邪。

方药内容介绍

二　　画

二陈汤：半夏、陈皮、茯苓、甘草。

八珍汤：党参、白术、茯苓、甘草、当归、川芎、白芍、地黄。

十全大补汤：八珍汤加黄芪、肉桂。

八正散：车前子、木通、瞿麦、萹蓄、滑石、甘草梢、栀子、大黄。

人参白虎汤：人参、石膏、知母、甘草、粳米。

三　　画

大承气汤：大黄、芒硝、厚朴、枳实。

大柴胡汤：柴胡、黄芩、半夏、大黄、枳实、芍药、生姜、大枣。

三仁汤：杏仁、白蔻仁、苡仁、厚朴、通草、滑石、竹叶、制半夏。

三黄泻心汤：大黄、黄连、黄芩。

三七伤药片：参三七、草乌、雪上一枝蒿、赤芍、红花。

千金苇茎汤：鲜芦根、薏苡仁、冬瓜子、桃仁、甘草、生姜、大枣。

千柏鼻炎片：千里光、卷柏、决明子、麻黄、羌活、川芎。

小柴胡汤：柴胡、黄芩、半夏、人参（党参）、炙甘草、生姜、大枣。

四　画

牛黄解毒片：大黄、石膏、黄芩、桔梗、甘草、雄黄、牛黄、冰片。

六神丸：牛黄、麝香、冰片、蟾酥、珍珠、雄黄。

六君子汤：党参、白术、茯苓、炙甘草、陈皮、半夏。

午时茶：茅术、白芷、前胡、六曲、麦芽、陈皮、枳实、防风、川芎、紫苏、柴胡、土藿香、山楂、厚朴、红茶叶、连翘、羌活、桔梗、甘草。

丹枝逍遥散：柴胡、当归、白芍、白术、茯苓、甘草、薄荷、丹皮、山栀、煨生姜。

丹参饮：丹参、檀香、砂仁。

五积散：苍术、陈皮、当归、半夏、茯苓、甘草、桔梗、枳实、桂枝。

止带方：猪苓、茯苓、车前子、泽泻、茵陈、赤芍、丹皮、黄柏、栀子、牛膝。

五　画

玉屏风散：黄芪、白术、防风。

生脉汤：人参、麦冬、五味子。

右归丸：熟地、山药、山茱萸、枸杞子、杜仲、菟丝子、附子、肉桂、当归、鹿角胶。

平胃散：苍术、厚朴、陈皮、甘草。

甘露消毒饮：滑石、绵茵陈、黄芩、石菖蒲、木通、川贝母、射干、连翘、薄荷、白蔻仁、藿香。

甘遂通结汤：甘遂、桃仁、赤芍、牛膝、厚朴、大黄、木香。

生脉散：玄参、麦冬、生地。

四生丸：生荷叶、生艾叶、生侧柏叶、鲜生地。

四逆散：柴胡、白芍、枳实、甘草。

半夏厚朴汤：半夏、厚朴、茯苓、紫苏、生姜。

甘麦大枣汤：甘草、淮小麦、大枣。

失笑散：蒲黄、五灵脂。
归脾汤：党参、黄芪、白术、当归、炙甘草、茯神、远志、酸枣仁、木香、龙眼肉、红枣、生姜。
白头翁汤：白头翁、黄柏、黄连、秦皮。
叶氏养胃汤：北沙参、麦冬、玉竹、生甘草、白扁豆。
龙胆泻肝汤：龙胆草、黄芩、泽泻、栀子、木通、车前子、当归、生地、柴胡、生甘草。

六　画

导痰汤：半夏、陈皮、茯苓、甘草、枳实、制南星。
导赤散：生地、木通、甘草梢、竹叶。
百合固金汤：生地、熟地、当归、芍药、百合、麦冬、玄参、贝母、桔梗、甘草。
当归补血汤：黄芪、当归。
百路达：银杏叶胶囊。
地奥心血康：甾体总皂甙。
冰硼散：冰片、硼砂、元明粉、朱砂。
血府逐瘀汤：当归、生地、赤芍、川芎、桃仁、红花、柴胡、枳壳、桔梗、甘草、牛膝。
安宫牛黄丸：牛黄、郁金、犀角（水牛角代替）、黄连、朱砂、冰片、珍珠、山栀、雄黄、黄芩、麝香。
防风通圣散：滑石、黄芩、甘草、桔梗、石膏、白术、大黄、荆芥、山栀、芍药、川芎、当归、薄荷、防风、麻黄、连翘、芒硝、生姜。

七　画

龟鹿二仙膏：鹿角、龟甲、枸杞子、人参。
苏合香丸：朱砂、青木香、苏合香油、诃子肉、荜拨、沉香、生香附、麝香、犀角（水牛角代替）、檀香、丁香、冰片。
麦门冬汤：麦门冬、半夏、人参、甘草、粳米、大枣。
补阳还五汤：生黄芪、当归尾、赤芍、地龙、川芎、桃仁、红花。

阿胶滋补汤：党参、熟地、阿胶。
附桂八味丸：熟地黄、山药、山茱萸、泽泻、茯苓、牡丹皮、肉桂、附子。
辛芩冲剂：细辛、黄芩、黄芪、石菖蒲、苍耳子、防风、白术、白芷、荆芥、桂枝。

八　画

参苓白术散：白扁豆、人参、白术、白茯苓、炙甘草、山药、莲子肉、桔梗、薏苡仁、缩砂仁。
参苏饮：人参、紫苏、陈皮、炙甘草。
青蒿鳖甲汤：青蒿、鳖甲、生地、知母、丹皮。
金匮肾气丸：熟地黄、山药、山茱萸、泽泻、茯苓、牡丹皮、桂枝、附子。
参茸补血丸：鹿茸、杜仲、巴戟天、人参、黄芪、当归、龙眼肉、牛膝。
金水六君汤：半夏、陈皮、茯苓、甘草、当归、熟地。

九　画

独活寄生汤：独活、桑寄生、秦艽、防风、细辛、当归、芍药、川芎、地黄、杜仲、牛膝、人参、茯苓、炙甘草、桂心。
洋参白虎汤：洋参、石膏、知母、甘草、粳米。
胃苓汤：厚朴、苍术、泽泻、猪苓、陈皮、白术、茯苓、桂枝、生姜、大枣、甘草。
保和丸：山楂、六曲、半夏、茯苓、连翘、陈皮、莱菔子。
神犀丹：犀角（水牛角代替）、鲜石菖蒲、黄芩、鲜生地、银花、甘中黄、连翘、板蓝根、豆豉、玄参。
祛痰灵口服液：鲜竹沥、鱼腥草。
香连丸：黄连、木香。
脉通：丹参、三七、人参、降香。
茵陈蒿汤：茵陈、栀子、大黄。
枳实导滞丸：大黄、枳实、神曲、茯苓、黄芩、黄连、白术、泽泻。

十　画

珠黄散：珍珠、牛黄。
桂枝汤：桂枝、白芍、甘草、生姜、大枣。
真武汤：白芍、茯苓、白术、生姜、附子。
通脉养心丸：麦门冬、桂枝、阿胶、龟甲、党参。
桃红四物汤：当归、地黄、芍药、川芎、桃仁、红花。
桃仁承气汤：桃仁、桂枝、大黄、甘草、芒硝。
逍遥散：柴胡、当归、白芍、白术、茯苓、甘草、薄荷、煨生姜。
调胃承气汤：芒硝、大黄、甘草。

十一画

银翘散：银花、连翘、豆豉、牛蒡子、荆芥、薄荷、桔梗、生甘草、竹叶、鲜芦根。
羚羊钩藤汤：羚羊角、桑叶、川贝、鲜生地、钩藤、菊花、白芍、甘草、竹茹、茯神。
黄芪桂枝五物汤：黄芪、白芍、桂枝、生姜、大枣。
黄连解毒汤：黄连、黄芩、黄柏、栀子。
清营汤：犀角（水牛角代替）、生地、玄参、竹叶心、银花、连翘、黄连、丹参、麦冬。
清气化痰汤：姜半夏、杏仁、黄芩、陈皮、枳实、瓜蒌、胆南星、茯苓、生姜。

十二画

温胆汤：制半夏、陈皮、茯苓、甘草、枳实、竹茹、大枣。
喉症丸：板蓝根、人工牛黄、冰片、猪胆汁、玄明粉、青黛、雄黄、硼砂、蟾酥、百草霜。
葛根汤：葛根、大枣、麻黄、甘草、桂枝、芍药、生姜。
痛泻要方：白术、白芍、陈皮、防风。
滋阴降火汤：苍术、地黄、芍药、陈皮、当归、麦门冬、天门冬、甘草、知母、黄柏。

温经活血散：熟地、当归、赤芍、蒲黄、桂心、干姜、甘草、黑豆。

紫雪丹：滑石、石膏、寒水石、磁石、羚羊角、青木香、犀角(水牛角代替)、沉香、丁香、升麻、玄参、炙甘草、朴硝、硝石、朱砂、麝香。

犀角地黄汤：犀角（水牛角代替)、地黄、赤芍、丹皮。

越鞠丸：川芎、苍术、香附、黑山枝、六曲。

普济消毒饮：黄芩、黄连、玄参、板蓝根、马勃、牛蒡、僵蚕、升麻、柴胡、陈皮、桔梗、甘草、连翘、薄荷。

疏经活血汤：芍药、地黄、川芎、苍术、当归、桃仁、茯苓、牛膝、陈皮、防己、防风、龙胆草、威灵仙、羌独活、甘草、白芷、生姜。

十 三 画

蒿芩清胆汤：青蒿、黄芩、陈皮、半夏、枳壳、竹茹、茯苓、碧玉散。

感冒退热冲剂：大青叶、板蓝根、连翘、拳参等。

十四画以上

增液汤：玄参、麦冬、生地。

酸枣仁汤：酸枣仁、知母、川芎、甘草、茯苓。

增液承气汤：玄参、麦冬、生地、大黄、芒硝、甘草。

藿香正气丸：藿香、紫苏、白芷、桔梗、白术、厚朴、半夏曲、大腹皮、茯苓、陈皮、甘草。

醒脑静注射液：牛黄、郁金、犀角（水牛角代替）、黄连、朱砂、冰片、珍珠、山栀、雄黄、黄芩、麝香。

蠲痹汤：羌活、独活、桂枝、秦艽、当归、川芎、炙甘草、海风藤、桑枝、乳香、木香。

麝香保心丸：麝香、冰片、苏合香脂、人参、肉桂、牛黄、蟾酥。